かげさんの 実習おたすけ NOTE

著・イラスト 看護師のかげ

SHORINSHA

バイタルサインの基準値まとめ

♥ 呼吸数の基準値（回／分）♥

新生児（生後4週未満）	40〜50
乳児（生後1歳未満）	30〜40
幼児（1〜6歳）	20〜30
学童（6〜12歳）	18〜25
成人	14〜20

♥ 脈拍数の基準値（回／分）♥

新生児	120〜140
乳児	110〜130
幼児	90〜120
学童	80〜100
成人	60〜90
高齢者	60〜70

♥ 動脈血酸素飽和度（SpO_2*、SaO_2*）の基準値 ♥

95%以上

♥ 体温の基準値 ♥

成人	36〜37℃（腋窩）

♥ 血圧値の分類（成人の診察室血圧、単位はmmHg）♥

分類	収縮期血圧		拡張期血圧
正常血圧	<120	かつ	<80
正常高値血圧	120-129	かつ	<80
高値血圧	130-139	かつ/または	80-89
Ⅰ度高血圧	140-159	かつ/または	90-99
Ⅱ度高血圧	160-179	かつ/または	100-109
Ⅲ度高血圧	≧180	かつ/または	≧110
（孤立性）収縮期高血圧	≧140	かつ	<90

日本高血圧学会高血圧治療ガイドライン作成委員会 編：高血圧治療ガイドライン2019. 日本高血圧学会, 2019：表2-5より許可を得てより転載, 改変

 患者さんの「ふだん」の数値や「少し前（昨日、今朝など）」の数値と比べてアセスメントしてみよう

※基準値は文献により異なります。

*【SaO_2】arterial O_2 saturation：動脈血酸素飽和度
*【SpO_2】saturation of percutaneous oxygen：経皮的酸素飽和度
〈引用・参考文献〉
1. 市江和子 編著：小児看護学実習で必要なケア・かかわりかたぜんぶガイド. プチナース 2020；29(8)：28.

☑ 便・尿・ドレーンの観察

♥ ブリストル便性状スケール ♥

1	便秘	コロコロ便	硬くコロコロしたウサギの糞状の排便困難な便
2		硬い便	ソーセージ状の硬い便
3		やや硬い便	表面にひび割れのあるソーセージ状の便
4	正常	普通便	表面がなめらかで軟らかいソーセージ状、あるいは蛇状のようなとぐろを巻いた便
5		やや軟らかい便	水分が多く、やや軟らかい便
6	下痢	泥状便	境界がほぐれて、ふにゃふにゃの不定形の小片便、泥のような便
7		水様便	水様で、固形物を含まない液体状の便

♥ 尿の色調 ♥

正常な尿	混濁尿	血尿
	黄白色混濁尿、膿尿　　乳び尿	顕微鏡的血尿　　肉眼的血尿
●淡黄色~淡黄褐色透明	●膿尿：尿路系の感染(尿道炎、前立腺炎など) ●乳び尿：寄生虫疾患、悪性腫瘍など	●血尿：糸球体腎炎、尿路感染症、尿路系腫瘍、尿路結石など ●肉眼的血尿が認められたら医師へ報告する

♥ ドレーン排液の性状のめやす ♥

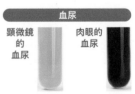

血性　　淡血性　　◀──────▶　　漿液性

☑ 意識レベルと痛みのアセスメント

♥ ジャパン・コーマ・スケール（JCS*、 3-3-9度方式）♥

I	刺激しないでも覚醒している（1桁）
1	だいたい意識清明だが、 今ひとつはっきりしない
2	見当識障害がある
3	自分の名前、 生年月日が言えない
II	刺激すると覚醒する（2桁）
10	普通の呼びかけで開眼する
20	大きな声または体を揺さぶることにより開眼する
30	痛み刺激を加えつつ呼びかけを繰り返すとかろうじて開眼する
III	刺激しても覚醒しない（3桁）
100	痛み刺激に対し、 払いのけるような動作をする
200	痛み刺激で少し手足を動かしたり、 顔をしかめる
300	痛み刺激にまったく反応しない

- 桁が多くなるほど意識障害が重度
- R：不穏、 I：失禁、 A：自発性喪失を別に表示する（例：30-R）

♥ グラスゴー・コーマ・スケール（GCS*）♥

開眼 （E：eye opening）	E4	自発的に開眼
	3	言葉により開眼
	2	痛み刺激により開眼
	1	開眼しない
最良言語反応 （V：best verbal response）	V5	見当識あり
	4	会話混乱
	3	言語混乱
	2	理解できない声
	1	発語がみられない
最良運動反応 （M：best motor response）	M6	命令に従う
	5	痛み刺激部位に手足をもってくる
	4	四肢を屈曲する（逃避）
	3	四肢を屈曲する（異常屈曲）
	2	四肢伸展
	1	まったく動かない

- 合計の点数が小さいほど意識障害が重度

♥ フェイススケール ♥

0	1	2	3	4	5

＊【JCS】Japan Coma Scale
＊【GCS】Glasgow Coma Scale

はじめに

看護師のかげです。

私のはたらく病院では専門学校・大学の看護学生が実習をしにきます。いっしょにケアをしたり看護計画やアセスメントの指導をしているなかで、看護学生の思いや悩みを聞いたりする機会が多く、その経験を活かせないかなと考えていたところ「プチナース」で連載してみませんかとお話をいただきました。

こうしてはじまったのが、「かげさんの実習お助けノート」という実習に関連した悩み相談の連載。毎月たくさんの学生さんからお悩みが寄せられていくなかで、自分の働いている病棟で実習している学生さんと悩む部分は同じだし、そもそも私も学生のとき同じことで悩んでた！　と思うようになりました。

この本は、看護が苦手で実習も不安だったけれど実習を乗り越えられた体験、実際に看護学生とかかわった経験をもとに、看護学生みんなが実習で悩む部分の向き合いかた、解決方法をまとめた本です。

病院実習が終わると国家試験がありますが、病院実習を通して勉強した内容は印象に残っているものです。「Aさんの疾患を調べたときにこの薬載ってたな～、Aさんは別の薬飲んでいたけど……」なんて思いながら過去問を解いたりしていました。そして今でも患者さんのケアをしているときに、ふと自分が病院実習で受け持ちをした患者さんのことを思い出します。それくらい病院実習は看護師人生のなかで大きな存在です。

　実習の大変さ、不安を少しでも減らして充実した体験ができるように、いっしょに考えてみましょう！

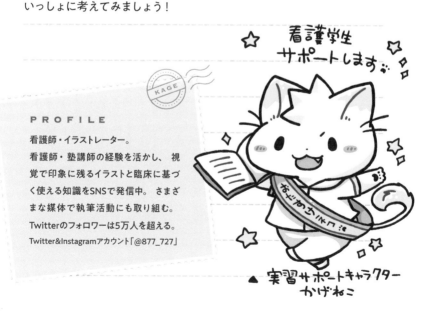

看護学生
サポートします

PROFILE

看護師・イラストレーター。
看護師・塾講師の経験を活かし、視覚で印象に残るイラストと臨床に基づく使える知識をSNSで発信中。さまざまな媒体で執筆活動にも取り組む。Twitterのフォロワーは5万人を超える。
Twitter&Instagramアカウント「@877_727」

▲ 実習サポートキャラクター
かげねこ

CONTENTS

🐾 PART3　お悩み解決Q&A　93

PART1 領域別 事前学習のポイント　監修協力者一覧

白石弓夏	整形外科病棟、小児科クリニック非常勤／看護師兼ライター	吉岡貴美絵	昭和大学病院 小児科外来・小児看護専門看護師
Kuri	看護師	シーサー	株式会社ソシエテ コモレビナーシングステーション・訪問看護師
川田千恵子	昭和大学病院 C8A病棟・脳卒中リハビリテーション看護認定看護師	田代実香	市川市・看護師
村田明美	東京慈恵会医科大学葛飾医療センター 産婦人科病棟・助産師		

〈参考文献〉

1. 松木光子 監修, 宮地緑 編：看護学臨地実習ハンドブック 基本的考え方とすすめ方 第5版, 金芳堂, 京都, 2017.
2. 本江朝美 編著：改訂版 看護学生のための臨地実習ナビ. 照林社, 東京, 2019.

[カバー・表紙・本文イラスト] 看護師のかげ

[カバー・表紙・本文デザイン] ビーワークス

[本文DTP] ビーワークス、すずきひろし

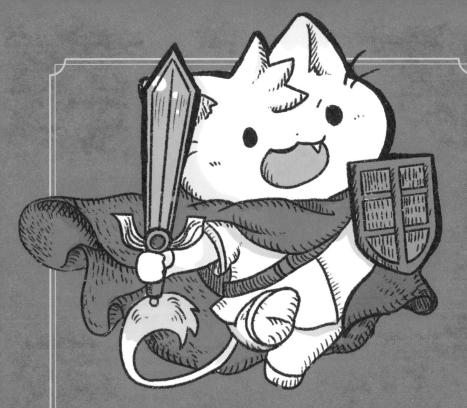

かげさんの
実習クエスト

「病院ってどんなところなのかな」
「患者さんとうまく話せなかったらどうしよう」……。
はじめての病院実習を前にしたさまざまな不安を吹き飛ばすべく、
かげさんといっしょに冒険の旅に出かけよう!

はじめての実習

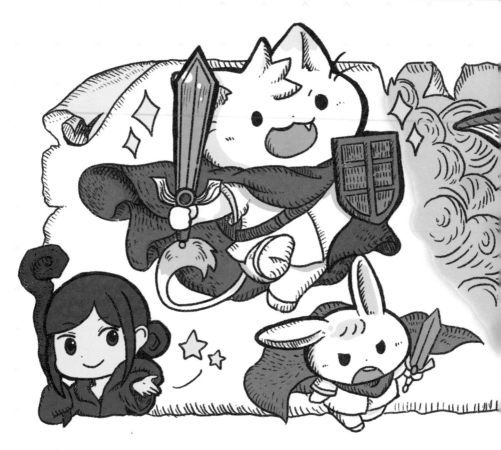

 「ひとを癒やすちから」を求めて旅する勇者・かげさん。

「かんごし」になるために、修行の国「びょういん」に飛び込んだ！

途中、どこかに賢者がひそんでいて、知恵を授けてくれるという。

まずはこの国の「ちず」を手にいれなければ……！

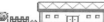

に立ち向かえ！

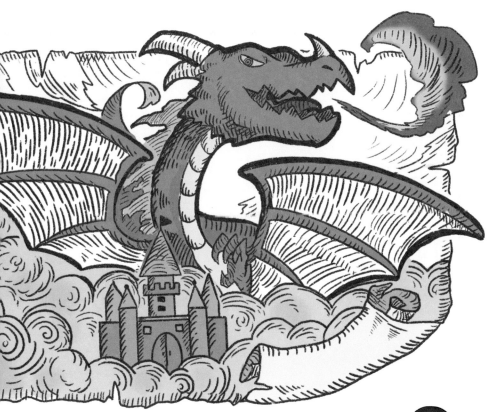

▶ CONTENTS

▶ GUEST

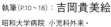

執筆(P.10〜18)：吉岡貴美絵

昭和大学病院　小児科外来・
小児看護専門看護師

昭和大学保健医療学部看護学科卒業
後、昭和大学病院に勤務。2016年に
千葉大学大学院看護学研究科博士前
期課程修了。修士(小児看護学)。2019
年に小児看護専門看護師を取得し、臨
床実践に携わる。学生に対して実習指
導も行っている。

ちずを見てみよう 〜病院ってこんなところ〜

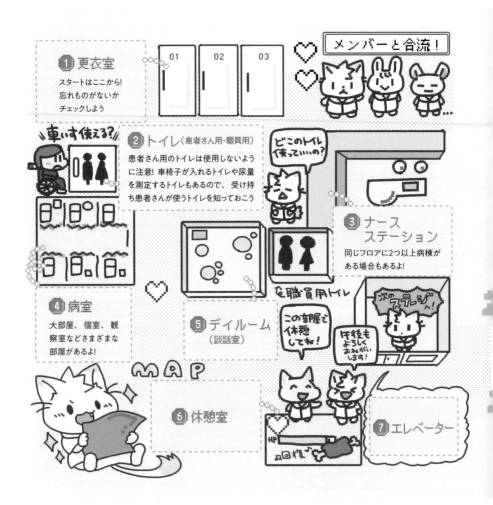

1 更衣室
スタートはここから!
忘れものがないか
チェックしよう

メンバーと合流!

2 トイレ（患者さん用・職員用）
患者さん用のトイレは使用しないよう
に注意! 車椅子が入れるトイレや尿量
を測定するトイレもあるので、受け持
ち患者さんが使うトイレを知っておこう

3 ナースステーション
同じフロアに2つ以上病棟が
ある場合もあるよ!

4 病室
大部屋、個室、観
察室などさまざまな
部屋があるよ!

5 デイルーム
（談話室）

6 休憩室

7 エレベーター

＊【CT】computed tomography：コンピュータ断層撮影検査　＊【MRI】magnetic resonance imaging：磁気共鳴画像検査

❶病棟では実習メンバーがそろって
あいさつをするので、着替えたら
集合場所を事前に確認しよう。
❷学生はナースステーション内や
職員用のトイレを使うことがある
ので、場所を聞いておこう。

❸ナースステーションの入り口に
病棟名が表示されていることが
多いので、確認して入ろう。
❹部屋の位置はナースステーショ
ン内にあるナースコールが鳴る
場所に掲示されているよ。

❺患者さんがご家族と面会をした
り、テレビを見たりしているよ。
❻学生が休憩をする場所は看護師
と同じだったり、別室であるこ
ともあるので確認しよう。後半
戦のためにしっかり休もう!

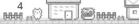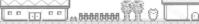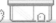

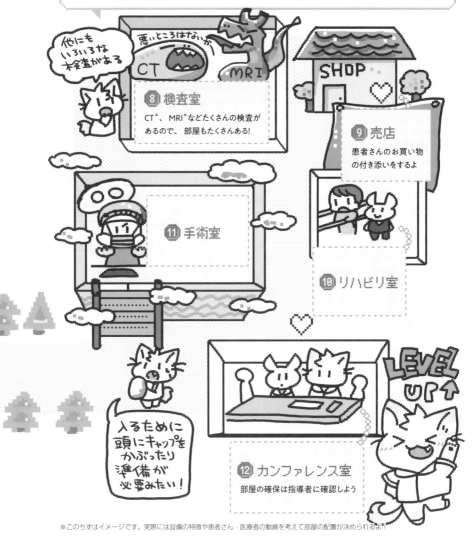

ときには患者さんに「○○はどこにありますか？」など質問をされることも。入院患者さんにとって重要な場所、実習中に知っておくとよい場所をまとめました。病院全体の地図は1階ロビーに、フロアごとの地図はエレベーターホールにあることが多いので、探してみよう！

他にもいろいろな検査がある

悪いところはないか
CT
MRI

⑧ 検査室
CT*、MRI*などたくさんの検査があるので、部屋もたくさんある！

SHOP

⑨ 売店
患者さんのお買い物の付き添いをするよ

⑪ 手術室

⑩ リハビリ室

入るために頭にキャップをかぶったり準備が必要みたい！

LEVEL UP↑

⑫ カンファレンス室
部屋の確保は指導者に確認しよう

※このちずはイメージです。実際には設備の特徴や患者さん・医療者の動線を考えて部屋の配置が決められるよ！

❼地図はエレベーターホールの近くにあるよ！

❽MRI検査室は大きな磁石があるので金属類は持ち込めないよ。入るときは気をつけよう！

❾実習中は自分のお買い物はできないので、休憩中に使ってもいいか確認しよう！

❿理学療法士、作業療法士、言語聴覚士などのセラピストがいるよ（P.6）！

⓫おもに見学実習になるので見学方法を指導者に教えてもらおう。

⓬学生以外にも医師などさまざまなスタッフがカンファレンスを行うよ。

病院で出会う人ずかん

医師
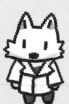
- ▶せいそくち：
  病棟・外来・手術室など
- ▶ふくそう：
  白衣、スクラブなど
- ▶看護学生とのかかわり
  ☆☆☆

患者さんの病気を診断し、処置や点滴、薬の処方などを行って治療を進めていくよ。カルテ内の医師記録をチェックしよう

薬剤師

- ▶せいそくち：
  薬剤部など
- ▶ふくそう：
  白衣
- ▶看護学生とのかかわり
  ☆☆☆

薬の専門家。患者さんに使う点滴や内服薬をつくったり、医師といっしょに使う薬を考えたりするよ

理学療法士(PT)
作業療法士(OT)※1
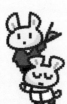
- ▶せいそくち：
  リハビリ室・病室
- ▶ふくそう：
  ポロシャツなどいろいろ
- ▶看護学生とのかかわり
  ☆☆☆

PT*は「基本的動作能力の回復」のため、OT*は「応用動作と社会的適応のための能力回復」のためのリハビリテーションを行うよ

栄養士
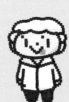
- ▶せいそくち：
  調理室、栄養課
- ▶ふくそう：
  白衣、調理服
- ▶看護学生とのかかわり
  ☆☆☆

患者さんの栄養管理のためのカンファレンスや患者指導を行うために、ナースステーションに現れることがあるよ

　実習中に病院で出会う人をまとめました。例えばリハビリ室では、おもにセラピストが中心となって活躍しています。看護以外の職業や仕事を知ることで、患者さんのための治療やリハビリテーションなどの連携がとりやすくなります。実習中に指導者に質問してみてください。

※1　実習中に出会うことが多いのはこの2職種ですが、ほかに言語聴覚士(ST：speech therapist)という職種があります
※2　看護方式により異なります
＊【PT】physical therapist
＊【OT】occupational therapist

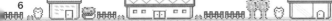

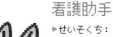

看護師

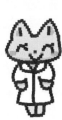

▶せいそくち：
病棟・手術室・検査室・外来など

▶ふくそう：
ナース服、スクラブなど

▶看護学生とのかかわり
☆☆☆

患者さんの担当看護師は毎日変わるけれど[※2]、ケアをいっしょに行うことがあるので指導者に確認してもらいあいさつしよう

看護助手

▶せいそくち：
病院全体

▶ふくそう：
看護師と色違いのナース服のことが多いよ

▶看護学生とのかかわり
☆☆☆

患者さんを検査室へ案内したり、ベッドメイキングや掃除など看護師と業務を分担して行っているよ

看護師長

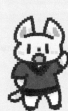

▶せいそくち：
ナースステーション、会議室など

▶ふくそう：
ナース服、スクラブなど

▶看護学生とのかかわり
☆☆☆

病棟のまとめ役。実習中の学生に対しては、おもにカンファレンスで助言などを行うよ

実習指導者

▶せいそくち：
ナースステーション、病室など

▶ふくそう：
ナース服、スクラブなど

▶看護学生とのかかわり
☆☆☆

実習生のサポートをするよ。ふだんはほかのスタッフと同じように患者さんの受け持ちを行っているよ

医療事務

▶せいそくち：
ナースステーション、受付、事務課

▶ふくそう：
スーツなど

▶看護学生とのかかわり
☆☆☆

会計などの手続き、書類などの対応を行うよ

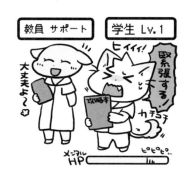

そうびを身につけよう ～実習の持ちもの～

身につけよう

- ♡ ナース服
- ♡ 靴下orストッキング
- ♡ ナースシューズ
- ♡ ヘアスタイルセット
  （ゴム、お団子ネット、ヘアピンなど）

- ♡ 名札
- ♡ 時計
- ♡ 筆記用具
- ♡ メモ帳
- ♡ マスク

3色 ボールペン など

サブバッグに入れて持っていこう

- ♡ 聴診器
- ♡ 参考書
- ♡ 事前学習のノート
- ♡ 実習要項
- ♡ 飲み物・お弁当

実習中買えるか確認しよう！
もって行けるのがベスト
保管場所を確認しよう！

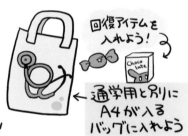

回復アイテムを入れよう！

通学用と別にA4が入るバッグに入れよう

患者さんにとっては、学生さんも医師や看護師などと同じ医療者です。患者さんが気持ちよく看護ケアを受けられるように、ほかの医療者と同じように清潔感のある身だしなみを整えましょう。とくに実習中は、疲れていたり時間に追われて化粧をする時間がとれなくなりがちですが、疲れた顔でいると、患者さんが心配してしまうことも。完璧でなくてもいいので、少し顔色がよく見えるようにしておきましょう。

ちなみに、実際の実習で多い忘れ物は「ナースシューズ」「ヘアゴム」。また、実習の出席手帳や学生証・名札が必要なこともあります。忘れものをしないように、実習前は同じグループのメンバーや教員としっかり確認を！

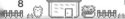
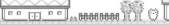

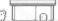

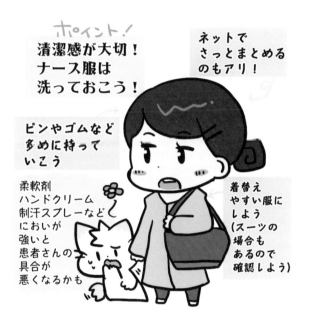

ロッカーなど、保管場所を確認しよう

♥携帯電話　♥財布・お金　♥定期券（交通費）

ポイント！

**清潔感が大切！
ナース服は
洗っておこう！**

ネットで
さっとまとめる
のもアリ！

ピンやゴムなど
多めに持って
いこう

柔軟剤
ハンドクリーム
制汗スプレーなど
においが
強いと
患者さんの
具合が
悪くなるかも

着替え
やすい服に
しよう
（スーツの
場合も
あるので
確認しよう）

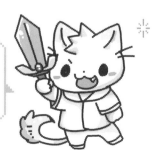

ナース服は半そで。病院の中は
空調が効いているけれど、屋外を
ナース服で移動することもあるので、
冬は上着を準備しておこう！

実習の1日の流れ

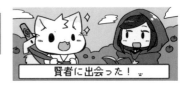

賢者に出会った！

執筆(P.10〜18) 吉岡貴美絵

1日の流れを知っておこう!

　"そうび"(P.8)を準備したら、再確認しておくことが3つあります。①実習場への交通手段と所要時間、②実習初日の集合時間・場所、③体調不良や遅刻などトラブル発生時の連絡先と連絡方法です。直前にあわてないように、実習前に見返しておきましょう。実習中、自分の生活リズムを整えるためにも1日の流れを知っておくことは大切です。P.11表でイメージをつけておきましょう。

ポイントは、時間管理とあいさつ

　実習場に入るときは緊張と不安を伴いますが、学生にとって"時間管理"と"あいさつ"は大切なポイントです。

　実習は時間管理を学ぶ場でもあります。注意点として、10分前には病棟に到着できるようにお手洗いを済ませておくことや、エレベーターの混雑を予測して更衣室を出発することが挙げられます。また、ナースステーションに入る前には、「おはようございます。○○学校の学生です」とあいさつし、昼食や休憩から戻ったときには、「お昼休憩から戻りました、学生の○○です」と伝え、実習終了時には「学生何名、本日の実習を終了させていただきます。ご指導ありがとうございました」とあいさつをして、実習を気持ちよく続けていきましょう。

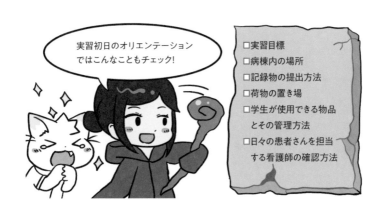

実習初日のオリエンテーションではこんなこともチェック!

□実習目標
□病棟内の場所
□記録物の提出方法
□荷物の置き場
□学生が使用できる物品とその管理方法
□日々の患者さんを担当する看護師の確認方法

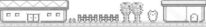
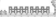

表 実習の1日の流れ（例）

時間	内容	学生の行動	注意するポイント
7：30〜 8：30	病院に到着	●更衣室で実習着に着替える ●身だしなみのチェック ●10分前には病棟に到着する ●情報収集と担当看護師の確認	●お手洗いを済ませてから更衣室を出発する ●エレベーターを使用する場合は、混雑を予測して更衣室を出発する ●時間厳守。万が一遅れる場合は、必ず連絡を
8：30〜 12：00	実習	●申し送りに参加 ●1日の行動計画の発表、行動調整 ●患者さんへのあいさつ、環境整備 ●看護援助の実施 ●看護師、指導者に午前の報告	●ナースステーションにはあいさつをしてから入ると好印象 ●実習目標と行動計画は、前日の振り返りを踏まえて立案する ●患者さんの食事の援助に配慮して、自分の昼食時間を相談する
12：00〜 13：00	昼食休憩	●昼食と休憩 	●休憩に入る前と、休憩から戻ったときにそれぞれ報告する
13：00〜 14：00	実習	●看護援助の実施 ●看護師、指導者に午後の報告	
14：00〜 15：00	カンファレンス	●カンファレンスの実施	●事前に司会者、書記、テーマを決めておく
15：00〜 15：30	終了	●1日の行動の振り返りの実施 ●翌日の行動計画の立案に必要な情報（検査予定、病棟の週間予定）を収集する ●患者さんや看護師、指導者に終了のあいさつ	●実習終了前に患者さんにあいさつをする ●患者さんへ終了のあいさつをした後にナースステーションで待機し、学生全員がそろったら指導者に報告する ●実習終了時にも病棟スタッフに終了のあいさつをする

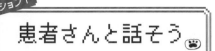

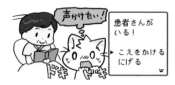

◎ 学生にとって患者さんとの会話は難関!

　学生にとって同世代以外と話す機会は少なく、高齢者や小児などの患者さんと話す際に尻込みすることもあると思います。患者さんの口数が少ないときや、沈黙になると何を話してよいのかわからないときもあるでしょう。情報収集項目に沿った質問であると、〝事情聴取〟と捉えられてしまう心配もあります。実習中に受け持つ患者さんの年齢、発達段階はさまざまです。患者さんとのコミュニケーションに対する緊張や苦手意識から、患者さんに対して消極的になり、相手を思いやる、相手に対して配慮するといった心理的余裕をもつことも難しくなってしまいます。

◎ 観察して、共感を示しながら話そう

　患者さんと話す際、まずは「△△さんを受け持たせていただきます、学生の○○です。入ってもよろしいでしょうか」とあいさつします。了承が得られたら、話してよい状態であるか確認しながらコミュニケーションをとります。パーソナルスペースの考えかたでは、患者さんとの距離は45〜120cmが適切とされ、目線の高さを合わせて聴く姿勢を示します。最初は情報収集の項目を意識して聴きたいことから話題にします。慣れてきたら聴きたい情報を頭に入れておいて、会話中に関連した話題が出たときに自然な流れで質問してみましょう。

　患者さんと話すポイントは【観察】と【共感】です。「患者さんを知ろう」と意識して患者さんをみるのが【観察】、患者さんの立場から話を聴き、気持ちや感情を理解しようとすることが【共感】です（〝感情移入すること〟ではないことに注意）。

　会話の途中で沈黙しても、話すことだけがコミュニケーションではありません。患者さんや周囲の環境まで観察したり、同じ空間にいっしょにいることで気持ちや感情に共感しながら、患者さんと接してみましょう。

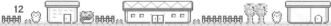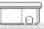

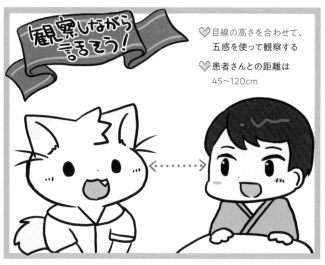

観察しながら話そう！

♡ 目線の高さを合わせて、
五感を使って観察する

♡ 患者さんとの距離は
45〜120cm

※今はソーシャル（フィジカル）ディスタンスにも配慮し、マスク着用など適切な感染予防策をとろう

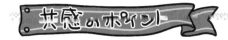

共感のポイント

♡ 自分と患者さんは違う価値観をもつ人間であることを理解する

♡ 自分と患者さんの認識の違いがないか確認する（➡例1）

♡ 今までの自分の経験や感情、先入観から患者さんを判断しない（➡例2）

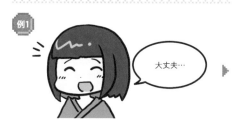

例1

大丈夫…

▶ 何について「大丈夫」であるのかが不明瞭です。自分を安心させたり励ましたりする意味で「大丈夫」と言っているかもしれないので確認が必要です。

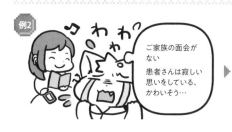

例2

ご家族の面会がない
患者さんは寂しい思いをしている、かわいそう…

▶ 家族関係はこれまでの経験や価値観を反映します。思い込みで判断せずに、患者さんの性格や人生経験、価値観を考える必要があります。

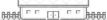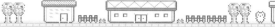

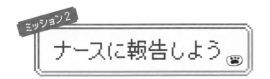

ミッション2 ナースに報告しよう

指導者さんがあらわれた！ ▶報告する 後にする

💟 実習は"報告、連絡、相談"を学ぶ場でもある！

　学生から「看護師さんに声をかけるタイミングがわからない」「いつみても看護師さんは忙しそうで報告しづらい」「今、報告したいのにつかまらなくて、報告が遅くなった」という声が聞かれます。実習は"報告、連絡、相談"を学ぶ場でもあります。円滑な"報告、連絡、相談"はよい関係性を築き、実習を楽しくすることにもつながります。ポイントは、【時間を確保する】【簡潔に報告する】【評価と今後の課題を伝える】の3つです。以下に沿って見ていきましょう。

1 時間を確保する（右図①）

　【時間を確保する】とは、相手に時間があるのかを確認することです。例えば、「△△さんを受け持たせていただいています、学生の〇〇です」「今よろしいですか？」などと声をかけてみましょう。もし、時間の確保が難しく断られてしまっても、ひるまずに「いつごろなら大丈夫でしょうか」と再チャレンジし、何分後か、何時頃がよいのかを約束しましょう。

2 簡潔に報告する（右図②）

　了承が得られたら本題です。【簡潔に報告する】とは、5W1H（When：いつ、Where：どこで、Who：誰が、What：何を、Why：なぜ、How：どのように）を意識して簡潔に伝えることです。実施したことで患者さんがどうなったのか（効果）や患者さんの反応までを伝えます。

3 評価と今後の課題を伝える（右図③）

　さらに、看護援助を振り返り、目的が達成されたのかを検討する【評価と今後の課題を伝える】までが"報告、連絡、相談"です。振り返りでは"できなかったこと"に目が行きがちですが"よかったこと"や"できたこと"にも目を向けましょう。

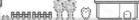

報告・連絡・相談のポイント

① 時間を確保する

> △△さんを受け持たせていただいています、学生の〇〇です

▼

> (例) 今よろしいですか?
> (例) 足浴の報告をしたいのですがお時間いただけますか?

了承が得られたら報告　　　　　　　　もし、断られてしまったら

▼

> いつごろなら
> 大丈夫でしょうか

② 簡潔に報告する

♡ 5W1Hで事実のみを説明する
♡ 実施したことによる効果や反応を伝える

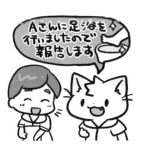

③ 評価と今後の課題を伝える

♡ 目的が達成されたのかを伝え、援助を振り返る

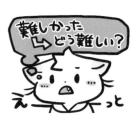

✕ 感想
「足浴が難しかった」「足浴がほめられた」

◯ 振り返り
「足浴が難しかった」➡ 何が、どう難しかったのか
「どうやって足浴をしていいのかわからなかった」
➡なぜそれがわからなかった／できなかったのか、
　どうすればよかったのか、どうすればよくなるのか
「足浴がほめられた」➡ どこがよかったのか、もっとよくする工夫はあるか

☺ "ひと区切り"の時間は話しかけるチャンス！

　学生からみて看護師が多忙そうにみえていても実際は違うことがあります。師長さんとのカンファレンスや小走りのときはNGポイントですが、朝の行動計画の発表のときや、ケアの後、カンファレンスの後はひと区切りできる時間です。報告をすることも大切な実習のポイントなので、チャンスをのがさず積極的に"報告、連絡、相談"をしてみましょう。

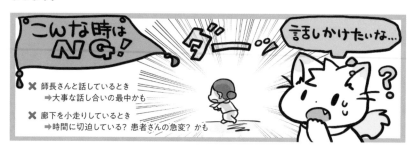

ラスボス戦

カンファレンスを攻略しよう 🐾

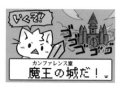

☺ カンファレンスにはさまざまな学びがある

　臨地実習のカンファレンスは、問題解決の方法をみつけたり、体験を共有したり、コミュニケーション技術などの看護技術を修得したり、教育・訓練や啓発を重要な目的として実施されます。実習で体験するカンファレンスには、全体の振り返りや学びを共有する「中間・最終カンファレンス」、受け持ち患者さんの看護についてテーマ（議題）を決めて意見交換する「テーマ（議題）カンファレンス」、困っていることを話しあう「ケース（事例）カンファレンス」があります。

　事前に決めておく役割は、司会と書記、必要時に事例提供者です。司会は、司会進行役を担いながら話題をコントロールし、最後にまとめを行います（P.17上図）。

司会・書記・事例提供者のポイント

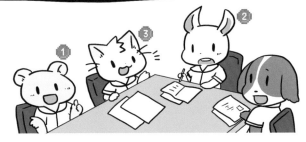

① 司会

- 司会進行役を担い、参加者全員に発言を促す
- テーマから外れないよう軌道修正
- 行き詰まったら、参加者の意見に対して質問をしたり、アドバイザー(指導者、看護師、担当教員)に意見を求める
- 終了時刻に近づいたところで書記の記録をもとにまとめを伝える
- 最後に、参加してくれたアドバイザーからコメントをもらう

② 書記

- 討議内容を記録しながら発言して、司会者をサポート

③ 事例提供者

- 事例をわかりやすく参加者に説明する。必要に応じて資料を配布する

☺ 参加者全員で力をあわせて、カンファレンスを深めよう

　参加者は、"カンファレンスは全員で行うもの"という意識をもち、誰かが発言途中で黙ってしまったら、「もしかして、こういうことですか」「私はこのように理解したけれど、合っていますか」と助け合いましょう。それぞれの受け持ち患者さんに置き換えて考えたり、類似点や異なるところについて発言しましょう。ポイントは、相手を尊重して、自分の考えや気持ちをアサーティブ※に伝えられるように意見を整理して的を絞ってから伝えることです。

　カンファレンスは"慣れ"もあります。どの学年であっても最初から充実させることは難しく、慣れていくうちに充実したカンファレンスになっていくものです。カンファレンスを振り返りや学びを共有する場と捉えて、"気づき"を看護援助につなげられるよう意識して実践しましょう。

※　相手を尊重しながら率直に主張する態度

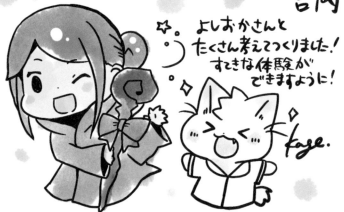

実習のイメージは
ついたかな？
病院で待ってるよ！！
吉岡

よしおかさんと
たくさん考えてつくりました！
すてきな体験が
できますように！

kage.

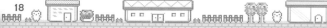

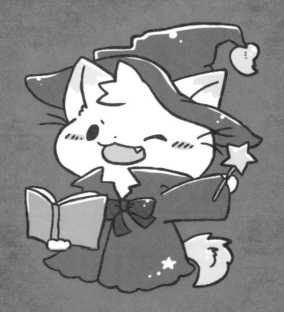

領域別
事前学習のポイント

実習前に必要な事前学習。
でも、いったい何をすればいいの……?
かげさんと、その領域のエキスパートの先輩たちが
みんなの疑問に答えます!

事前学習、
どうして大切なの？

私は学生のとき、実習の前に行う事前学習も苦手でした。
「そもそも何をしたらいいの？」「解剖生理、量が多すぎる」
「ただ教科書の内容を写しているだけ」なんてことに……。
実習がはじまれば「事前学習に載ってないことを聞かれた」
「事前学習をする意味あったのか……」と落ち込んだこともありました。
でも、事前学習はやはり大切なのもの。下記のようなポイントがあります。

事前学習を行うと実習の内容と勉強が頭にしっかり入る

　看護師になった今も、国家試験の問題を見たとき、臨床でカルテを読んでいるときに、ふと自分が病院実習をしていたときの情景を通して物事を考えていることがあります。それくらい実習は終わってからも大きく役に立つ体験です。そんな実習という体験に事前学習という勉強がうまく合わさることで、たくさんの知識や考えを身に付けることができます。

事前学習のための情報収集を行うのがポイント

　実習前のオリエンテーションは、軽い案内だけ行うところもあれば、学内の時点で細かく説明してくれるところもあります。これは担当教員や実習場所によって異なるので、確認しておきましょう。また、実習はローテーションで行われるので、先にその領域の実習が終わった友だちから得られる情報も役立つことがあります。なので、まずは事前学習に必要な情報収集を行うことがポイントです。ずっと使える看護の知識と考えを得るための準備をはじめましょう！

全実習共通! 行く前にチェックしておくことリスト

🐾 教員に聞いておこう

☑ **自分が行く病棟**
診療科によって内容が全然違うよ。その科に合わせた解剖生理の学習を!

☑ **その病棟で多い疾患**
教員があらかじめ教えてくれるところもある。
疾患がわかると薬や治療の勉強ができる

☑ **なかでも一番特徴的な疾患は何か**
指導者は、なるべく有名な疾患の患者さんに
学生さん受け入れの声かけを行うよ

☑ **おすすめの参考書**
教員と同じ参考書を持っているとアドバイスを受けやすい!

☑ **よく行うリハビリ**
リハビリに合わせてパンフレットなどの指導を行うことが多いよ

☑ **病棟内の環境について**
間取り図があることも。見ておくとイメージしやすいよ

🐾 先に実習に行った友だちに聞いてみよう

☑ **受け持ちをした患者さんの疾患、治療**
実習中に患者さんが退院して、2人受け持ちをすることも。
なるべく同じような学びが得られるようにセッティングするので
友だちの体験も参考になるよ

☑ **病棟内の患者さんの年齢層、性別**
同じ成人看護学実習でも、病棟によって老年なのでは!? と思うような
患者さんもいれば若い患者さんもいる。病棟の様子をイメージしよう

☑ **スタッフの様子**
例：14時になると手術を終えた医師が病棟にきて点滴を開始するので
忙しくなる→報告は14時より前にしよう! と心の準備ができる

カンファレンスで情報共有やディスカッションが行われるように、いい看護は1人では
行えません。実習も同じように情報共有していくのが攻略するポイントです

成人看護学実習（周術期）

♥ この実習はこんな雰囲気 ♥

展開が早い

　ムーアの回復過程（P.26）を見るとわかる通り、急性期実習では疾患そのものの病態、疾患に関連する解剖生理の知識のほかに、手術そのものの影響がとても大きく、なおかつ数時間で変化することがあります。そのため実習を行って家に帰って勉強や記録をして、翌日病棟に行くと、昨日と違った姿の患者さんがいます。ほぼベッド上で過ごしていた患者さんも、土日を挟んだらもうスタスタと歩いて退院になっている、なんてこともあります。そのなかでもさまざまな患者さんの姿をそばで見られることはとても印象に残っており、今でも鮮明に思い出せる実習のひとつです。

患者さんは"働き盛り"から"ほぼ老年"までさまざま

　成人は18歳前後〜65歳前後といわれており、対象の年齢が幅広いことが特徴です。働き盛りの患者さんだと、旅行みたいにスーツケースを持って病棟に来て病室や談話室でパソコンを広げてぱちぱち仕事していたりするので、"病人っぽくない"こともあります。また働き盛りの患者さんは、子どもや介護が必要な家族がいる、パートナーが仕事をしていることもあります。入院により家事や子育てなどの家庭の役割が変化し、ご家族が面会にまったく来られないこともあります。患者さんからご家族の情報を聞いたり、面会に来るタイミングをあらかじめ確認し話ができるように調整しましょう。一方、老年看護学実習＋手術のような、高齢者の患者さんを受け持つ場合もあります。このように実習グループ内でも受け持ち患者さんの特徴がまったく違うことがあり、これも成人看護学実習の特徴といえます。成人の発達段階についても知っておきましょう（P.29）。このほか、手術室、ICU＊、ER＊といった施設に行くこともあるので、頭に入れておきましょう（右記）。

＊【ICU】intensive care unit：集中治療室　＊【ER】emergency room：救急外来

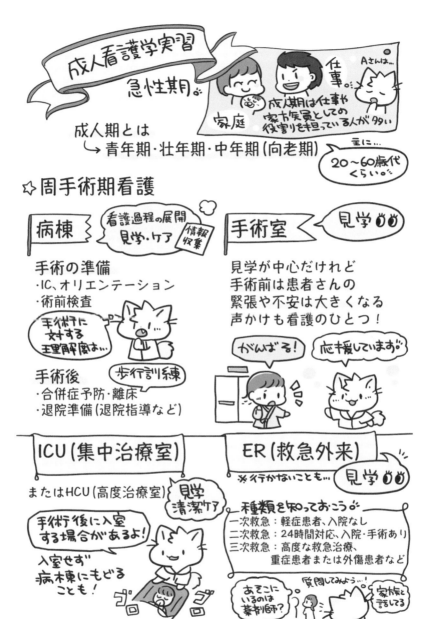

成人看護学実習

急性期

成人期は仕事・家庭・家族員としての役割を担っている人が多い

Aさんは…

仕事。

成人期とは
└ 青年期・壮年期・中年期（向老期）

主に… 20～60歳代くらい。

☆ 周手術期看護

病棟

看護過程の展開 見学・ケア 情報収集

手術の準備
・IC、オリエンテーション
・術前検査

手術子に対する理解度は…

手術後
・合併症予防・離床
・退院準備（退院指導など）

歩行訓練

手術室

見学

見学が中心だけれど
手術前は患者さんの
緊張や不安は大きくなる
声かけも看護のひとつ！

がんばる！ 応援しています。

ICU（集中治療室）

またはHCU（高度治療室）

見学 清潔ケア

手術後に入室
する場合があるよ！

入室せず
病棟にもどる
ことも！

グ～ロ　～術
ICU2日

手術予約を見たり
カルテをチェックして
手術後はどこで過ごすのか
あらかじめ情報収集しよう

ER（救急外来）

※イテかないことも… 見学

種類を知っておこう。
一次救急：軽症患者、入院なし
二次救急：24時間対応、入院・手術あり
三次救急：高度な救急治療、
　　　　　重症患者または外傷患者など

あそこに
いるのは
薬剤師？

質問してみよう…！ 家族と話してる

看護師、多職種の役割
どのような状態・疾患の
患者さんがいるか見学
しよう！

♥ 勉強しておきたいポイント ♥

病棟で多い疾患、術式による一般的な経過を勉強する

　おもに病棟に所属する指導者が受け持ち患者さんをピックアップします
が、なるべく国家試験でみかけるような疾患の患者さんに実習の依頼をしま
す。入院が1週間以上でクリニカルパスを使用している患者さんが対象とな
ることが多く、人工呼吸器を装着しているなど会話が難しい患者さんの受け
持ちをすることはまれですが、いっしょにケアをすることはあります。

　疾患を事前に確認することが難しい場合は、国家試験の参考書や過去問を
使い、その診療科に出てくる疾患を調べて関連する手術や治療をチェックし
ます。

手術が患者さんにどのように影響を与えるかをチェック

　周手術期の場合は、まず「ムーアの回復過程」「術後経過とおもな合併症」
（P.26～27）をチェックしておきます。記録に関連図が必要な場合は、これ
らの表を関連図に起こす事前学習を行いましょう。実習がはじまったらこの
関連図に情報を加えていくだけで、個別性のある関連図のできあがりです。

患者さんの年齢に合わせた視点を把握しておく

　患者さんの平均年齢をチェックすることは大切です。教員や、同じ病棟で
実習をしてきた友だちから聞いておきましょう。平均年齢が30～50代の場
合、患者さんは仕事をしていることが多いため疾患や手術が退院後の仕事に
どのように影響を及ぼすのかを考えます。

　また子育てをしている可能性のある世代でもあるため、場合によっては、
入院中は誰が子育てを行っているのかや、子どもの発達段階も気にする必要
があります。一方、高齢者の場合は身体機能の低下や既往歴も考慮に入れな
ければなりません。手術の侵襲により術後合併症のリスクが高まったり、身
体機能が大きく低下します。

　このように、成人看護といえど患者さんの年齢に差があるので、小児や老
年などほかの領域の勉強が活用できる場合があります。

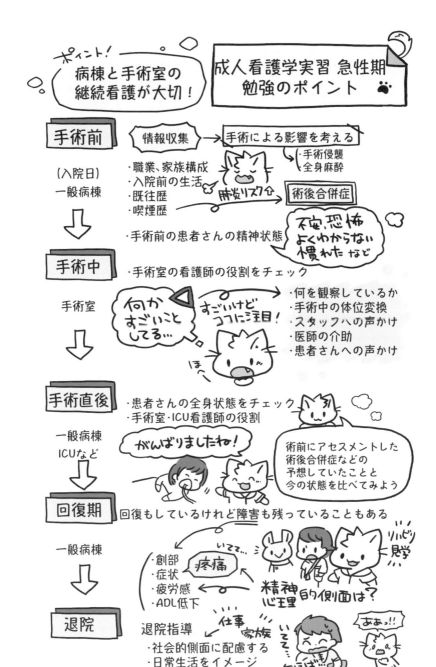

ポイント!
病棟と手術室の
継続看護が大切!

成人看護学実習 急性期
勉強のポイント

手術前　情報収集 → 手術による影響を考える
・手術侵襲
全身麻酔

（入院日）
一般病棟
・職業、家族構成
・入院前の生活
・既往歴
・喫煙歴
肺炎リスク↑　術後合併症

・手術前の患者さんの精神状態
不安、恐怖
よくわからない
慣れた など

手術中　・手術室の看護師の役割をチェック

手術室
何か
すごいこと
してる…
すごいけど
ココに注目!
ほへ〜

・何を観察しているか
・手術中の体位変換
・スタッフへの声かけ
・医師の介助
・患者さんへの声かけ

手術直後　・患者さんの全身状態をチェック
・手術室・ICU看護師の役割

一般病棟
ICUなど
がんばりましたね!
術前にアセスメントした
術後合併症などの
予想していたことと
今の状態を比べてみよう

回復期　回復もしているけれど障害も残っていることもある

一般病棟
・創部
・症状
・疲労感
・ADL低下
いてて…
疼痛
精神
心理
的側面は?
リハビリ
見学

退院　退院指導
・社会的側面に配慮する
・日常生活をイメージ
・セルフケアについて
仕事
家族
いてて…
例えば…
うぁっ!!
開胸手術後は
重い荷物を持たない

ムーアの回復過程

第1相	第2相	第3相	第4相
傷害期 （または異化期）	転換期	筋力回復期 （または同化期）	脂肪蓄積期
術後48～72時間	術後3日前後に始まり、1～2日間持続する	術後1週間前後から始まり、術後2～5週間持続	術後2～5か月後

臨床症状

●体温上昇 ●循環血液量の不足 ●頻脈 ●血糖上昇 ●サードスペースへの水分貯留 ●尿量減少 ●腸蠕動停止または微弱 ●体重減少 ●疼痛 ●活動性の低下 ●無関心 ●無欲求	●体温の正常化 ●脈拍の正常化 ●尿量の増加 ●腸蠕動の回復 ●排ガス ●疼痛の軽減 ●周囲への関心が出る	●バイタルサインの安定 ●活動性の回復 ●食欲の回復 ●筋肉量の回復 ●便通の正常化	●脂肪蓄積による体重の増加 ●体力の回復 ●月経の再開（女性）

創の状態

●術創の疼痛あり ●創部の癒合は弱く、糸を切れば容易に離開	●術創部痛は消失 ●創部は癒合	●術創部痛は完全に消失 ●赤色瘢痕	●白色瘢痕

北島泰子，中村充浩：急性期実習に使える！周術期看護ぜんぶガイド．照林社，東京，2020：61．より引用、一部改変

術後経過とおもな合併症

	病歴(日)	0	1	2	3	4	5	6	7	8	9	~
呼吸器	気道閉塞											
	無気肺											
	肺炎											
循環器	ショック											
	心停止											
	後出血											
	深部静脈血栓											
	肺塞栓											
消化器	悪心・嘔吐											
	腸閉塞											
泌尿器	尿路感染症											
その他	創痛											
	創感染											
	縫合不全											
	術後せん妄										(14日まで)	

池西静江, 石束佳子 編：看護学生スタディガイド2022. 照林社, 東京, 2021：566. より引用

離床時に念頭に置きたいリスク

迷走神経反射	□冷汗	□意識レベルの低下
	□気分不快	□失神
	□顔面蒼白	
起立性低血圧	□ふらつき	□視野狭窄
	□耳鳴り	□頭痛
肺血栓塞栓症	□急激な呼吸困難	□胸痛
障害物による転倒	□転倒	

北島泰子, 中村充浩：急性期実習に使える！ 周術期看護ぜんぶガイド. 照林社, 東京, 2020：106-107. より引用、一部改変

呼吸状態のアセスメント項目

視診	☐ 呼吸数が正常（成人で14〜20回/分）か ☐ 呼吸のリズムが規則的か ☐ 起座呼吸がないか
	☐ チアノーゼがないか ☐ ばち状指がないか
	☐ 努力呼吸がない（呼吸補助筋の使用が ない）か ▶ 呼吸補助筋の使用（胸鎖乳突筋、 斜角筋が怒張している）
聴診	☐ 呼吸音の減弱・消失・左右差はないか ☐ 副雑音はないか ☐ 喘鳴はないか

表情
苦しそう、蒼白

口呼吸
リズム、浅い深い、回数

姿勢
肩で呼吸、起座呼吸

横から見ると
正常
ばち指
指が太鼓のばちのばちに変化した状態

斜角筋
肩にかけてある
鎖骨
胸鎖乳突筋
首にかけてあるナナメにある筋肉

口呼吸では主に膜型を使う！

膜型 高音
ベル型 低音

成人期の発達段階と発達課題（エリクソンの漸成図式）

〈死〉

		〈ポジティブな面〉	〈人間の強さ〉	〈ネガティブな面〉
老年期	第Ⅷ段階	統合性	英知	絶望
壮年期	第Ⅶ段階	生殖性	世話（ケア）	停滞
成人初期	第Ⅵ段階	親密性	愛の能力	孤立
青年期	第Ⅴ段階	アイデンティティの確立	忠誠心	役割の拡散
学童期	第Ⅳ段階	勤勉感	適格意識	劣等感
幼児期	第Ⅲ段階	主導性（積極性）	目的意識	罪悪感
幼児初期	第Ⅱ段階	自律感	意思力	恥・疑惑
乳児期	第Ⅰ段階	基本的信頼	希望	基本的不信

〈誕生〉　　　〈ポジティブな面〉　　〈人間の強さ〉　　〈ネガティブな面〉

ライフータスク

岡堂哲雄 他：患者ケアの臨床心理 人間発達学的アプローチ. 医学書院, 東京, 1978：37より転載

障害の受容過程（コーンの危機モデル）

第1段階	ショック	自分の障害や予後に対して適切な洞察力を欠く
第2段階	回復への期待	不安を抱きながらも障害が元に戻ると固く信じる
第3段階	悲嘆	回復不可能と認識し、 抑うつ状態か易怒状態に陥る
第4段階	防衛	心理的葛藤が強く、 幼児的退行など防衛反応を示す
第5段階	最終的適応	過去より未来を大切に思い、 新しい人生を創造する

♥ エキスパートからのアドバイス ♥

　急性期というと、 治療を最優先して高度な医療を提供するイメージが強いかもしれません。 しかし、 これからの医療は病院から地域への流れもあり、 **急性期であっても生活者の視点や地域に目を向けることも大事だと思います。** 退院だけがゴールではなく、 患者さんそれぞれの自立と、 その先も見据えた看護を実習で学んでほしいです。

整形外科病棟、 小児科クリニック非常勤／看護師兼ライター
白石弓夏

成人看護学実習（慢性期）

♥ この実習はこんな雰囲気 ♥

慢性期は説明をする機会が多い

　慢性期はおもに内科系病棟で実習を行います。この実習でやたらと問われるのは「退院後の生活について」です。

　退院するためには、治療だけではなく在宅療養に向けての準備も必要です。そうすると訪問看護という看護師の役割もありますが、患者さんが自分自身でできることを増やすことでQOL*が向上します。そのため病院では、患者さんといっしょに退院後の生活をイメージして、どうしたらいいのかを治療中に考えていきます。ここでの看護師の役割は、必要な知識を患者さんに提供することです。それらをていねいに説明して、支援していきます。"説明"イコール"パンフレット"と思われがちなのですが、そんなことはありません。退院後でも患者さん自身で確認できるように、パンフレットという手段があるのです。

薬について調べることが多い

　受け持ち患者さんが決まると、情報収集の際に薬剤を書き留めて調べまくることになります。とくに慢性期では、多くの患者さんが点滴、内服薬、坐薬、貼付薬などさまざまな薬を使っています。

　ひとくちに薬と言っても、「疾患の治療を行うための薬」「症状に対して効く薬」「薬の副作用を予防したり、対処する薬」などがあります。薬の効果だけでなく「この患者さんの場合は何のために飲んでいるか」を考えてメモしておくと、とても勉強になります。わからなかったら次の実習日に指導者に確認してみましょう。

＊【QOL】quality of life：生命の質、生活の質

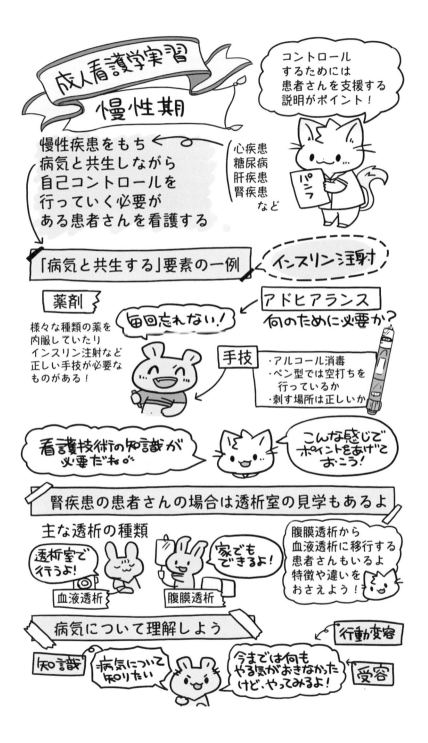

成人看護学実習

慢性期

慢性疾患をもち
病気と共生しながら
自己コントロールを
行っていく必要が
ある患者さんを看護する

心疾患
糖尿病
肝疾患
腎疾患
など

コントロール
するためには
患者さんを支援する
説明がポイント！

パンフ

「病気と共生する」要素の一例

インスリン注射

薬剤

様々な種類の薬を
内服していたり
インスリン注射など
正しい手技が必要な
ものがある！

毎回忘れない！

アドヒアランス
何のために必要か？

手技
・アルコール消毒
・ペン型では空打ちを
　行っているか
・刺す場所は正しいか

看護技術の知識が
必要だね♡

こんな感じで
ポイントをあげて
おこう！

腎疾患の患者さんの場合は透析室の見学もあるよ

主な透析の種類

透析室で
行うよ！

家でも
できるよ！

血液透析

腹膜透析

腹膜透析から
血液透析に移行する
患者さんもいるよ
特徴や違いを
おさえよう！

病気について理解しよう

行動変容

知識

病気について
知りたい

今までは何も
やる気がおきなかった
けど、やってみるよ！

受容

31

♥ 勉強しておきたいポイント ♥

疾患は寛解と増悪の視点で勉強する

　慢性期の患者さんは寛解と増悪を繰り返すことが多くあります。寛解とは病気の経過のなかで症状が軽くなる、または症状がない状態です。状態がよい場合でも急に悪化することがあります。疾患の勉強をするときは、寛解している場合や症状がない場合でも食事など日常生活で注意する点がないかを確認しましょう。一方、増悪した場合は身体にどのような影響を及ぼすのか、どのような治療を行うのか、症状に対して何をするのか、何ができるのかを考えます。

セルフケアの支援を看護計画に組み込む

　医療機関だけでなく保健・福祉との連携、社会の協力が必要になることがあります。そのためには疾病がセルフケアにどのようにかかわっているか勉強します。糖尿病の患者さんでは血糖自己測定、インスリン注射、食事制限などが考えられます。このように、疾患や治療におけるセルフケアは何があるかの視点で準備しておきましょう。

がん看護は抗がん剤と疼痛コントロールから

　がん患者さんを受け持つことがあります。おもに抗がん剤の副作用と、疼痛コントロールについてまとめておきましょう。並行して放射線療法をしている患者さんもいます。抗がん剤や放射線療法の有害事象については、国試でも問われる分野です。

終末期の患者さんを受け持ったら

　終末期とは一般的に、治療を行っても治癒は望めず、治療が患者さんにとって困難と考えられる時期です。患者さんに残された時間のQOLを高めるために必要なことを考えていきます。「キューブラー・ロスの死の受容段階」「臨死期の徴候」について把握しておきましょう（P.34～35）。終末期については、P.66のコラムも読んでみてください。

成人看護学実習 慢性期
勉強のポイント

寛解と増悪について

まずは患者さんが今どのような状態なのかを知るために
疾患については今の患者さんの症状だけでなく
改善した/悪化した場合どうなるかをチェックしよう

例えば→ 急性白血病について

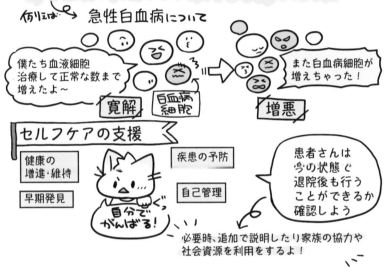

僕たち血液細胞
治療して正常な数まで
増えたよ〜

また白血病細胞が
増えちゃった！

寛解 | 白血病細胞 | 増悪

セルフケアの支援

健康の
増進・維持

疾患の予防

早期発見

自己管理

自分で
がんばる！

患者さんは
今の状態で
退院後も行う
ことができるか
確認しよう

→ 必要時、追加で説明したり家族の協力や
社会資源を利用をするよ！

がん看護 抗がん剤、疼痛コントロールについて知ろう

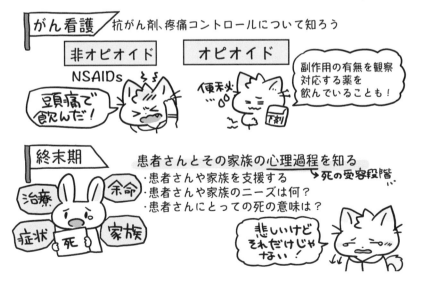

非オピオイド

NSAIDs

頭痛で
飲んだ！

オピオイド

便秘

副作用の有無を観察
対応する薬を
飲んでいることも！

下剤

終末期 患者さんとその家族の心理過程を知る

・患者さんや家族を支援する → 死の受容段階
・患者さんや家族のニーズは何？
・患者さんにとっての死の意味は？

治療 | 余命
症状 | 死 | 家族

悲しいけど
それだけじゃ
ない！

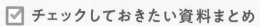

☑ チェックしておきたい資料まとめ

オピオイドの副作用と対応

悪心・嘔吐	●制吐薬を投与する
	●新鮮な空気をとりこむ
	●香りの強いものは避ける
	●背中をさする
	●楽な体位になるよう工夫する
	●体位変換をゆっくりと行う
	●食事の際は不快なものや不快な臭いのするものは置かない
	●少量の食事を頻回にゆっくり食べる　など
便秘	●緩下薬を投与する
	●水分や食物繊維の摂取など、腸の運動を促すような食事をとる
	●温罨法や腹部のマッサージを行う
	●トイレ移動ができない場合には、ポータブルトイレを利用する　など

荒木博陽 編集, 愛媛大学医学部附属病院薬剤部 著：知らないと危ない！病棟でよく使われる「くすり」. 照林社, 東京, 2018：85-86を参考に作成

 このほか、投与開始時や増量時は傾眠傾向になることもあるよ。
転倒リスクなどを踏まえて観察計画に入れておこう

キューブラー・ロスの死の受容段階

第1段階	否認	死を否定し、孤独の感情を抱く
第2段階	怒り	「なぜ?」と思い、何事に対しても怒りが起こる
第3段階	取り引き	神や仏にどうすれば延命してもらえるか願う
第4段階	抑うつ	取り引きが無駄であると知り、抑うつ状態になる
第5段階	受容	衰弱が進み、自分の終焉を静かに受け入れる

臨死期の徴候

循環
- ☐ 血圧低下
- ☐ 血圧・脈拍の触知不能
- ☐ 皮膚蒼白・チアノーゼ
- ☐ 尿量低下
- ☐ 四肢の体温低下

意識
- ☐ 見当識障害
- ☐ 傾眠状態
- ☐ 意識の低下
- ☐ 刺激への反応の低下

呼吸
- ☐ 浅表性
- ☐ 不規則
- ☐ チェーンストークス呼吸
- ☐ 下顎呼吸
- ☐ 努力呼吸
- ☐ 喘鳴

反射・筋
- ☐ 舌根沈下
- ☐ 筋緊張の低下

池西静江, 石束佳子 編：看護学生スタディガイド2022. 照林社, 東京, 2021：296. より引用

死の三徴候

❶ 呼吸停止
❷ 心停止
❸ 瞳孔散大・対光反射の消失

♥ エキスパートからのアドバイス ♥

　退院後も病気とともに生きていく患者さんが、正しい知識や技術を獲得できるよう支援することは大切です。ただ伝えるのではなく、**患者さんの今までの生活状況、現在の病気に対する受け止めかたや身体状況、今後はどのように生きていきたいのか**を把握し、病気とともに患者さんらしい生活ができるよういっしょに考えられるといいですね。

看護師
kuri

老年看護学実習

♥ この実習はこんな雰囲気 ♥

転倒や転落のリスクがある患者さんが多い

　身体機能、認知機能が低下するので転倒転落リスクが高い患者さんが多いです。そのため離床センサーがついていたり、歩行する際も付き添いや車椅子・歩行器などが必要だったりするので、患者さんの近くには常に看護があります。単に「高齢者＝転びやすい」ではなく、同じ転びやすい患者さんでも理由や対策・ケアは同じではない点に注目してみてください。

患者さんと話がしやすい。 でも…

　患者さんは人生の先輩です。なので私たちよりも多くの人とかかわってきています。そのため学生にもいろいろな話をしてくれたり、話しやすい雰囲気を自然につくってくれることがあります。「孫があなたと同じくらいの年なのよ」とまるで身内のように声をかけてくれることも。ただし、あまりにも話しやすすぎてタメ口になってしまう人がいますので、そこは注意してください。患者さんは人生の先輩という意識をもつと、ていねいなかかわりにつながり、看護以外の学びも得ることができます。

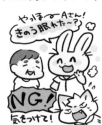

家族について注目することが多い

　老年看護学実習では、いろいろな家族のありかたを感じることがあります。独居だったり、子どもがいても遠方に住んでいたり。ご家族も、毎日面会に来る人、おむつだけ補充して帰る人など、さまざまな背景があります。そして、情報収集などのためにご家族と話すことが意外と多いのが、老年看護学実習の特徴のひとつでもあります。

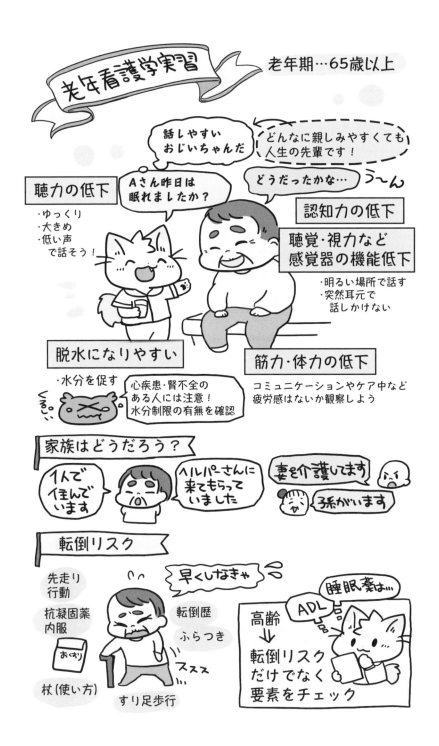

老年看護学実習　老年期…65歳以上

話しやすいおじいちゃんだ

どんなに親しみやすくても人生の先輩です！

Aさん昨日は眠れましたか？

どうだったかな… う～ん

聴力の低下
・ゆっくり
・大きめ
・低い声
で話そう！

認知力の低下

聴覚・視力など感覚器の機能低下
・明るい場所で話す
・突然耳元で話しかけない

脱水になりやすい
・水分を促す
心疾患・腎不全のある人には注意！水分制限の有無を確認

筋力・体力の低下
コミュニケーションやケア中など疲労感はないか観察しよう

家族はどうだろう？

1人で住んでいます

ヘルパーさんに来てもらっていました

妻を介護しています

孫がいます

転倒リスク

先走り行動

抗凝固薬内服

おくすり

杖（使い方）

すり足歩行

早くしなきゃ

転倒歴

ふらつき

ススス

睡眠薬は…

ADL

高齢
↓
転倒リスクだけでなく要素をチェック

♥ 勉強しておきたいポイント ♥

老年期の身体的機能の変化について

　老年期では加齢によって生理的機能の不可逆的な低下がみられます。筋力の低下、老人性難聴といった運動機能・感覚機能の加齢による変化を勉強したら、次は臓器ごとの生理機能の変化もおさえていきます。

　勉強していくとわかるのですが、基本的に変化は"減る方向"にあります。そして体にとってよくないものが増えます。このような変化（加齢変化といいます）を事前学習で書き出しておいて、実習では患者さんと照らし合わせて、より強く起こっていることや治療や入院生活に影響を及ぼすものをチェックできるようにしましょう。

　疾患の勉強をするときに症状をチェックすると思いますが、高齢者の場合は加齢変化の影響でその症状がなかったり、別の症状として出てくることがあります。そういった違いが多いこともこの領域の実習のポイントです。

「廃用症候群」「認知症」の一般的な内容を知っておく

　老年期の身体的機能の変化について勉強しているときにいっしょにおさえておいてほしいのが、廃用症候群についてです。入院によって安静にすることにより、身体を動かさない、筋肉を使わない状態が長期間続くと、筋肉や関節、臓器の機能低下が起こります。

　入院した患者さんに対し、転びそうだからといって必要以上の安静（過度な安静状態）にしてしまうと廃用症候群を招き、ADL*の低下が起こってしまいます。患者さんの疾患や、治療、もともとのADLによって"過度な安静状態"の度合いは違います。また認知機能も同じ年齢の患者さんでも異なっています。そのため患者さんから得られた情報が、ケアの個別性につながります。

　認知症に関しては、認知機能障害（中核症状）・BPSD*など基本的な知識のほか、入院中に起こりやすいせん妄との違いをおさえておきましょう。

＊【ADL】activities of daily living：日常生活動作
＊【BPSD】behavioral and psychological symptoms of dementia：（認知症の）行動・心理症状

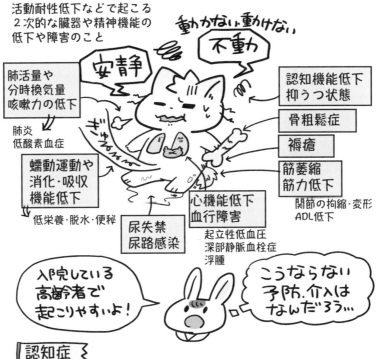

何か知っておこう！

**老年看護学実習の
勉強のポイント** 🐾

廃用症候群

活動耐性低下などで起こる
2次的な臓器や精神機能の
低下や障害のこと

動かない·動けない

不動

安静

肺活量や
分時換気量
咳嗽力の低下

肺炎
低酸素血症

蠕動運動や
消化·吸収
機能低下

低栄養·脱水·便秘

認知機能低下
抑うつ状態

骨粗鬆症

褥瘡

筋萎縮
筋力低下

関節の拘縮·変形
ADL低下

心機能低下
血行障害

起立性低血圧
深部静脈血栓症
浮腫

尿失禁
尿路感染

入院している
高齢者で
起こりやすいよ！

こうならない
予防·介入は
なんだろ…

認知症

後天的、持続的に認知機能が低下し
日常生活、社会生活に障害が起こる

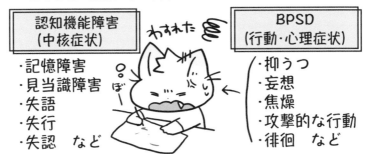

**認知機能障害
（中核症状）**

· 記憶障害
· 見当識障害
· 失語
· 失行
· 失認　など

わすれた

ぼー

**BPSD
（行動·心理症状）**

· 抑うつ
· 妄想
· 焦燥
· 攻撃的な行動
· 徘徊　など

PART1

領域別　事前学習のポイント

☑ チェックしておきたい資料まとめ

障害高齢者の日常生活自立度判定基準

ランク		判定基準
生活自立	J	なんらかの障害等を有するが、日常生活はほぼ自立しており独力で外出する。 1. 交通機関等を利用して外出する。 2. 隣近所へなら外出する。
準寝たきり	A	屋内での生活はおおむね自立しているが、介助なしには外出しない。 1. 介助により外出し、日中はほとんどベッドから離れて生活する。 2. 外出の頻度が少なく、日中も寝たり起きたりの生活をしている。
寝たきり	B	屋内での生活はなんらかの介助を要し、日中もベッド上での生活が主体であるが、座位を保つ。 1. 車椅子に移乗し、食事、排泄はベッドから離れて行う。 2. 介助により車椅子に移乗する。
	C	1日中ベッド上で過ごし、排泄、食事、着替において介助を要する。 1. 自力で寝返りをうつ。 2. 自力では寝返りもうたない。

「平成3年11月18日老健第102-2号厚生省大臣官房老人保健福祉部長通知」による、一部改変

老年期の発達課題

エリクソン	心理社会的葛藤：統合 対 絶望
ハヴィガースト	● 体力と健康の衰退への適応 ● 退職と収入の減少への適応 ● 配偶者の死に対する適応 ● 自分の年齢集団の人と率直な親しい関係を確立する ● 柔軟なやり方で社会的な役割を身につけ、それに適応する ● (身体的に)満足のいく住宅を確保すること

北川公子著者代表：系統看護学講座 専門分野Ⅱ 老年看護学 第9版.
医学書院, 東京, 2018：14-17. を参考に作成

おさえておきたいキーワード

- ☐ フレイル(身体的要素、精神的・心理的要素、社会的要素)
- ☐ サルコペニア
- ☐ エンドオブライフケア
- ☐ DNAR(Do Not Attempt Resuscitation)：心停止時に心肺蘇生を実施しないこと
- ☐ アドバンスディレクティブ(事前指示)
- ☐ アドバンスケアプランニング(人生会議)
- ☐ サクセスフルエイジング

認知症高齢者の日常生活自立度判定基準

ランク		判断基準
I		なんらかの認知症を有するが、日常生活は家庭内および社会的にほぼ自立している。
II		日常生活に支障をきたすような症状・行動や意思疎通の困難さが多少みられても、誰かが注意していれば自立できる。
	IIa	家庭外で上記IIの状態がみられる。
	IIb	家庭内でも上記IIの状態がみられる。
III		日常生活に支障をきたすような症状・行動や意思疎通の困難さがみられ、介護を必要とする。
	IIIa	日中を中心として上記IIIの状態がみられる。
	IIIb	夜間を中心として上記IIIの状態がみられる。
IV		日常生活に支障をきたすような症状・行動や意思疎通の困難さが頻繁にみられ、つねに介護を必要とする。
M		著しい精神症状や問題行動あるいは重篤な身体疾患がみられ、専門医療を必要とする。

「平成5年10月26日老健第135号厚生省老人保健福祉局長通知」による、一部改変

♥ エキスパートからのアドバイス ♥

　実習は毎回緊張しますよね。だけど、緊張する以上に患者さんから学ばせてもらえることはたくさんあると思います。カルテからの情報収集も大切ですし、その情報を踏まえた看護も大切です。ですが、**ぜひ、生身の患者さんとたくさん話してください。患者さんを観察してたくさん看護をしてください。**実習の期間、患者さんと接している**学生さんだからこそ気づけることがあると思います。学生さんだから話してくれることもあるかもしれません。**それをぜひ患者さんに還元して看護をしてください。

昭和大学病院 C8A病棟・脳卒中リハビリテーション看護認定看護師
川田千恵子

母性看護学実習

♥ この実習はこんな雰囲気 ♥

出産だけじゃない

「母性＝出産」のようなイメージがあるので、分娩については勉強すると思います。しかし実際は出産以外の時間が長く、分娩もいつ起こるかわかりません。「明日、出産予定日ですね」なんて言いながらその日の実習が終わって、次の日に病棟に行ったら「えっ！ 授乳してる!? 夜中に生まれただって!?」ということや、受け持ちしている間は分娩がなかった、ということもあります。

患者さんは女性のみで年齢が近い

ほかの領域では高齢者とコミュニケーションをとることが多い病院実習。その一方、母性看護学実習では患者さんが女性のみで年齢も近いため、とまどったり、逆に友だちのように接してしまうこともあるかもしれません。ですが、ほかの実習と同じように敬語でていねいにかかわりましょう。

出産は病気じゃない

ほかの領域では、疾患・症状などから、患者さんができない日常生活を援助するなど、"悪いところ"に注目していく場面が多いです。ところが、母性看護学実習の受け持ち患者さんには"悪いところ"がありません。アセスメントの手がかりとして、何を取り上げたらいいのかいまいちピンと来ないまま、「このまま分娩を待つだけじゃない？」となってしまいます。そこで、「現在の経過はいいけれど、今後こういうリスクがあるから予防しよう」「分娩後の疼痛はどう？ 寝られているかな」など、安全安楽に母体・胎児（新生児）が過ごせるように予想していったところ、ケアを考えることができました。母性看護学実習では「異常なし」という記録が並びがちですが、「じゃ、どうするの？」と問いかけながらアセスメントしてみましょう。

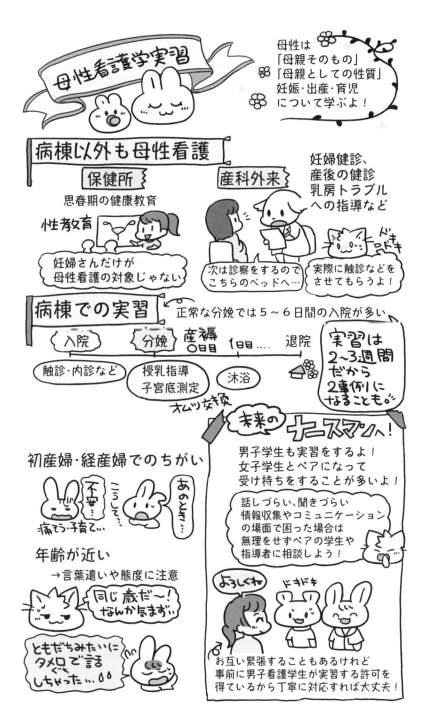

母性看護学実習

母性は
「母親そのもの」
「母親としての性質」
妊娠・出産・育児
について学ぶよ！

病棟以外も母性看護

保健所

思春期の健康教育

性教育

妊婦さんだけが
母性看護の対象じゃない

産科外来

妊婦健診、
産後の健診
乳房トラブル
への指導など

次は診察をするので
こちらのベッドへ…

ドキドキ

実際に触診などを
させてもらうよ！

病棟での実習

正常な分娩では5〜6日間の入院が多い

入院 → 分娩 → 産褥 0日目 1日目…… 退院

触診・内診など

授乳指導
子宮底測定

沐浴

オムツ交換

実習は
2〜3週間
だから
2事例に
なることも。

未来のナースマンへ！

男子学生も実習をするよ！
女子学生とペアになって
受け持ちをすることが多いよ！

話しづらい、聞きづらい
情報収集やコミュニケーション
の場面で困った場合は
無理をせずペアの学生や
指導者に相談しよう！

初産婦・経産婦でのちがい

不安！

こうして…

あのとき…

痛そう・子育て…

年齢が近い

→言葉遣いや態度に注意

同じ歳だ〜！
なんか気まずい…

ともだちみたいに
タメ口で話
しちゃった…

よろしくね

ドキドキ

お互い緊張することもあるけれど
事前に男子看護学生が実習する許可を
得ているから丁寧に対応すれば大丈夫！

♥ 勉強しておきたいポイント ♥

妊娠期、分娩期、産褥期、新生児期の特徴を整理しよう

　母性看護学は周産期のみに限らない知識が必要ですが、実習に向けては、妊娠期、分娩期、産褥期、新生児期の4つについて特徴をおさえておきます。「正常な分娩期の経過とは」というような視点で時期ごとに箇条書きで書き出しておき、実習中は受け持ち患者さんと対応させながら情報収集しましょう。

妊娠期：血圧、体重、尿検査、ホルモンの変化、マイナートラブル

　受け持ちを行うのは分娩期直前の患者さんですが、母体には、妊娠の経過によってさまざまな変化が起こります。妊娠に関するホルモンの分泌時期、作用、分泌部位といった解剖生理は国家試験でも頻出なので、いっしょに覚えておくと実習を通して記憶に残りやすいです。例えば「エストロゲンとプロゲステロンは妊娠末期に一番増える……妊娠中の排卵を抑制したりしているんだな。オキシトシンは分娩後の授乳の刺激で分泌されるのか。そういえばオキシトシンは下垂体後葉（かすいたいこうよう）から分泌していたな」というように、関連づけて覚えていきましょう。また妊娠期の看護では、「耐糖能の低下（たいとうのう）」や「妊娠高血圧症候群」「甲状腺機能異常」などの異常もポイントです。

分娩期：分娩経過

　分娩期について、第1〜4期それぞれの特徴と看護を知っておきましょう。実際に分娩を見学すると「すごかった」という感想しか出ないくらい衝撃を受けやすい場面なので、あとで振り返ることができるようにしておきます。また分娩の三要素としての娩出力（べんしゅつ）（陣痛・腹圧）、産道（骨盤・軟産道）、娩出物（胎児と付属物）が分娩の経過時間や母体・胎児に影響を及ぼすため重要です。

産褥期：悪露と子宮底の変化、乳汁分泌、メンタルヘルス

　触診を行い、子宮底の高さ、硬度、悪露（おろ）の量などでアセスメントを行います。乳汁分泌などの進行性変化や産後のメンタルヘルスについても調べておきましょう。

4つの視点で
正常な経過・異常や注意点
をチェックしていこう

母性看護学実習 勉強のポイント 🐾

① 妊娠期

尿検査、測定、触診

おなかポッコリだけじゃない！

妊娠経過を
解剖生理から
振り返ろう

・ホルモンの変化
・身体の変化

↓

妊娠高血圧症候群などの
異常について調べよう

② 分娩期

分娩の経過
1〜4期

```
        分娩の三要素
    ┌──────┬──────┬──────┐
   娩出力   産道   娩出物
                        胎児
                        胎盤など
   陣痛     ぎゅ〜     付属物
   腹圧
```

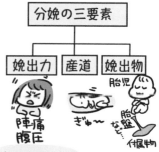

③ 産褥期

子宮
・子宮底の高さ
　などの測定、触診
・悪露

乳房
・授乳のポジショニング
・乳房、乳頭マッサージ
・搾乳
・乳房トラブル

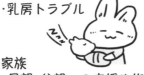

家族
・母親、父親への支援や指導

離床
・初回歩行
・疼痛

④ 新生児期

ケア
・更衣、おむつ交換
・沐浴
・抱き方、寝かせ方

ビタミンK不足は
メレナという消化管出血の
リスクが
あるよ！

子防のため内服♪

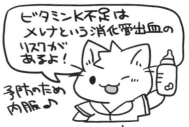

新生児期の身体
・アプガースコア
・黄疸
・ビタミンK_2シロップ投与
・新生児聴覚スクリーニング検査
・新生児代謝異常等検査
　（新生児マススクリーニング）

☑ チェックしておきたい資料まとめ

妊娠期の区分

● 正期産：37週0日〜41週6日

妊娠初期	妊娠中期	妊娠後期
0週〜13週	14週〜27週	28週〜42週

分娩経過

● 分娩所要時間：分娩第1〜3期までの合計
● 分娩時異常出血：分娩第4期までの出血量が500mL以上

第1期 >	第2期 >	第3期 >	第4期
開口期	娩出期	後産期	分娩後2時間
分娩開始〜 子宮口全開大	子宮口全開大〜 胎児娩出	胎児娩出〜 胎盤・卵膜娩出	分娩終了〜2時間後 （異常出血などの観察）

産褥日数と子宮底の高さ

産褥日数	恥骨結合部上縁からの長さ	子宮底の高さ
分娩直後	約12cm	臍下2〜3横指
産褥1日目	約15cm	臍下1横指
2日	約13cm	臍下2横指
3日	約12cm	臍下2〜3横指
4日	約10cm	臍と恥骨結合上縁との中央
5日	約9cm	恥骨結合上縁3横指
6日	約8cm	恥骨結合上縁2横指
7日	約7cm	わずかに触れる
10日以後	腹壁上より触知できず	
6週目	ほぼ妊娠前に戻る	

アプガースコア

徴候	0点	1点	2点
A：appearance 皮膚色	全身蒼白または チアノーゼ	体幹ピンク色、 四肢チアノーゼ	全身ピンク色
P：pulse 心拍数	なし	100/分未満	100/分以上
G：grimace 刺激に対する 反応／反射	反応しない	顔をしかめる	泣く
A：activity 筋緊張	だらりとしている	いくらか四肢を 曲げている	四肢を活発に動かす
A：respiration 呼吸	なし	弱々しい泣き声	強く泣く

● 生後1分と5分で評価する

【評価】3点以下：重症仮死、　4～7点：軽度仮死＊、　8点以上：正常

　　　＊4～6点を軽度仮死と定義する場合もある

♥ エキスパートからのアドバイス ♥

　　母性看護では出産から産後を受け持つことが多いと思いますが、入院中に育児のしかたを習得できるようにいっしょに行い、**退院後の不安が軽減され家族とともに育児ができるように整える**ことが大切です。最近はいろいろな持病をもった妊婦が増えています。正常な経過はもちろんのこと、個別性のある看護をするためにも**妊娠中にかかりやすい疾患**は勉強しておくとよいでしょう。

東京慈恵会医科大学葛飾医療センター　産婦人科病棟・助産師
村田明美

〈引用・参考文献〉1．古川亮子，市江和子：母性・小児実習ぜんぶガイド．照林社，東京，2018．

小児看護学実習

♥ この実習はこんな雰囲気 ♥

保育園での実習がある

　小児看護学実習では、小児科の実習だけでなく保育園での実習も行われます。保育園では「看護過程の展開」は行いません。保育士さんとともに活動しながら何人もの子どもたちとかかわっていきます。子どもたちは体力もあり、保育士さんと違った人たちが来たことでふだんの元気が爆発して、たくさんの反応がきます。「子どもたちと遊んで1日が終わった」ということになりかねないため、保育士さんと子どものかかわりを念頭に、「看護師として子どもにかかわるときにはどうしたらいいのだろうか」と、看護師として健康上の問題のある子どもへのかかわりを学ぶ視点をもちましょう。

治療だけでなく「遊び」が療養生活のヒントに

　子どもの看護では、「遊び」を通したかかわりに注目してみましょう。かかわる際は"いっしょに遊ぶだけ"にならないように、発達段階を踏まえた「遊び」を通して、意図的な情報収集や看護ケアにつなげることが大切です。

　私が病院実習で受け持ったのは、小学校2年生の学童期の男の子でした。当時「小児看護学実習＝赤ちゃん」とイメージしていたので、担当が決まったときには学童期の患児とどうかかわったらいいのかわからず、不安でいっぱいでした。病室に行くと「かげさんさぁ、あれとってよ!」「え〜教えたくない」とまるできょうだいのように接してこられたので距離感がわからず、「この実習どうしよう……」と頭を抱えていました。次の日、その男の子がポケモンのゲームをしていました。私も同じゲームをしていたので攻略法を教えたら、「すっごい!!」とキラキラした目に。そこからいっしょに勉強をしたりたくさんの情報を話してくれたおかげで、ケアを考えることができました。

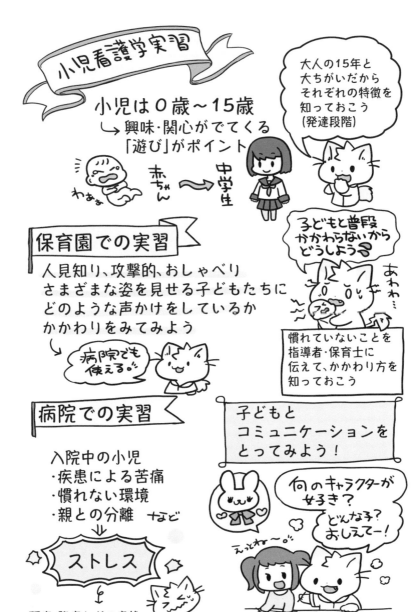

小児看護学実習

小児は0歳〜15歳
↳興味・関心がでてくる
「遊び」がポイント

わぁぁ　赤ちゃん　〜　中学生

大人の15年と
大ちがいだから
それぞれの特徴を
知っておこう
(発達段階)

保育園での実習

人見知り、攻撃的、おしゃべり
さまざまな姿を見せる子どもたちに
どのような声かけをしているか
かかわりをみてみよう

病院でも使える♪

子どもと普段
かかわらないから
どうしよう

あわわ…

慣れていないことを
指導者・保育士に
伝えて、かかわり方を
知っておこう

病院での実習

入院中の小児
・疾患による苦痛
・慣れない環境
・親との分離　など
↓
ストレス
↓
・頭痛、腹痛などの症状
・指しゃぶり、夜尿などの退行
・感情のコントロールができない

子どもと
コミュニケーションを
とってみよう!

何のキャラクターが
好き?

どんな子?
おしえてー!

えっとね〜♪

学童期では宿題・課題などの
勉強を一緒に行うのもアリ!

♥ 勉強しておきたいポイント ♥

疾患の前に、成長発達を踏まえた子どもの特徴をおさえよう

　小児看護学の対象は0〜15歳までです。赤ちゃんが高校生になろうとするのと、70歳が85歳になるのでは同じ15年でも違いが大きいことがわかります。成人などの病院実習だとおもに病棟に特徴的な疾患の勉強からはじまりがちですが、小児実習では発達段階から看護ケアを考えていきます。国家試験でも頻出の項目なので、年齢、月齢を聞いてパッと頭に思い浮かぶようにすると役立ちます。また保育園は0〜6歳児が対象なのでまずは6歳児までの子どもについて勉強をしておくと便利です。

バイタルサインの正常値は成人と異なる

　小児看護学実習のときは、子どもが泣いてしまってバイタルサインの測定を行いたいときにできなかったり、さまざまな大きさのマンシェットや聴診器が置いてあってどれを使えばいいのかわからず、行動計画どおりにできず苦戦したりしました。

　小児は成長過程によってバイタルサインの値が異なります。脈拍数も体が小さいほど多く、成人の知識だけで臨むと異常だらけになってしまいます。よく「子どもは小さな大人ではありません」と言われますが、それは同じ臓器でも予備能力や機能は異なるため、基準値も異なるからです。

　事前学習では、子どものバイタルサインの値が正常であるのかをすぐに照らし合わせられるようにしておき、実際に行うときは、指導者に子どもに合わせたマンシェットや聴診器はどれかを教えてもらいましょう。大事なのは"子どもであること"の特徴を考えることです。

どんな疾患に出合うかは実習先による

　国家試験でよく問われる疾患は「気管支喘息」「ネフローゼ症候群」などが挙げられますが、病院によって外科に特化していたり、ある疾患の治療に特化した医師がいたりと、登場する疾患については実習先によって変化します。自分が実習する病院・病棟に特徴的な疾患をチェックしておきましょう。

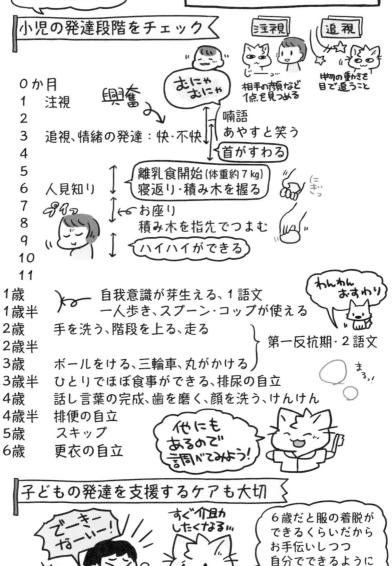

小児看護学実習 勉強のポイント 🐾

0〜6歳までの

小児の発達段階をチェック

注視

追視

じーっ…
相手の顔など1点を見つめる

中物の重さを目で追うこと

むにゃむにゃ

0か月		
1	注視	興奮
2		喃語
3	追視、情緒の発達：快・不快	あやすと笑う
4		首がすわる
5		離乳食開始(体重約7kg)
6	人見知り	寝返り・積み木を握る
7		にぎっ
8		お座り
9		積み木を指先でつまむ
10		ハイハイができる
11		

わんわんおすわり

1歳　　　自我意識が芽生える、1語文
1歳半　　一人歩き、スプーン・コップが使える
2歳　　　手を洗う、階段を上る、走る
2歳半　　　　　　　　　　　　　第一反抗期・2語文
3歳　　　ボールをける、三輪車、丸がかける
3歳半　　ひとりでほぼ食事ができる、排尿の自立　　まる！
4歳　　　話し言葉の完成、歯を磨く、顔を洗う、けんけん
4歳半　　排便の自立
5歳　　　スキップ
6歳　　　更衣の自立

他にもあるので調べてみよう！

子どもの発達を支援するケアも大切

でーきーねーいー！

ぬげな、ふな、

すぐ介助したくなる…

6歳だと服の着脱ができるくらいだからお手伝いしつつ自分でできるようにしていこう！

〈参考文献〉
1. 池西静江, 石束佳子 編：看護学生スタディガイド2022. 照林社, 東京, 2021：1049-1053.

☑ チェックしておきたい資料まとめ

成長・発達の評価

パーセンタイル値
身長や体重を評価する
- 全体を100として、小さいほうから何番目にあたるかを示す
- 中央値は50パーセンタイル

10～90パーセンタイル	問題なし（約80%が含まれる）
90パーセンタイル以上／ 10パーセンタイル未満	要経過観察
97パーセンタイル以上／ 3パーセンタイル未満	要精密検査

カウプ指数 $\dfrac{体重(g)}{身長(cm)^2} \times 10$
乳幼児の発育をみる

10未満	消耗症（高度な栄養失調）
10～13	栄養失調
13～15	やせ
15～19	標準
19～22	優良、肥満傾向
22以上	肥満

ローレル指数 $\dfrac{体重(g)}{身長(cm)^3} \times 10^4$
学童期の発育をみる

100未満	やせすぎ
100～120	やせ
120～140	標準
140～160	肥満傾向
160以上	肥満

成長・発達の順序
- 頭部→尾部に向かう
- 中心（近位）→末梢（遠位）に向かう
- 粗大運動→微細運動の順に発達する
  （例：首や肘を動かす→手掌でものをつかむ→指先でつまむ）

デンバー式発達判定
発達を評価する
- 正式名称は「改訂日本版デンバー式発達スクリーニング検査」
- 粗大運動・微細運動－適応・言語・個人－社会の4領域で実施する
- 発達のアセスメントにより、日常生活援助や遊びを通して発達を促すかかわりにつなげる

90%の子どもの首がすわる	4か月
90%の子どもが支えなしで座れる	9か月
90%の子どもが伝い歩きをする	11か月

小児のバイタルサインの基準値

	腋窩温(℃)	心拍数(回/分)	呼吸数(回/分)	血圧(mmHg)	
				収縮期血圧	拡張期血圧
新生児	36.5〜37.3	120〜140	40〜50	60〜80	30〜50
乳児	36.3〜37.3	110〜130	30〜40	80〜90	50〜60
幼児	36.3〜37.0	90〜120	20〜30	90〜100	50〜60
学童	36.3〜36.9	80〜100	18〜25	100〜110	60〜70

市江和子 編著：小児看護学実習で必要なケア・かかわりかたぜんぶガイド. プチナース 2020；29(8)：28. より引用

小児のバイタルサイン測定の順番(乳幼児の場合)

●子どもの動きや、啼泣によって測定値が変動しやすいため、原則として子どもの身体に触れないものから測定を行う。

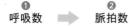

❶ 呼吸数　➡　❷ 脈拍数　➡　❸ 体温　➡　❹ 血圧

古川亮子, 市江和子：母性・小児実習ぜんぶガイド. 照林社, 東京, 2018：110. より引用、一部改変

♥ エキスパートからのアドバイス ♥

　小児看護への苦手意識がある学生さんもいるかもしれません。入院している子どもたちは、家族から離れて知らない環境のなかで、初めての検査や処置を受け、不安や恐怖、たくさんのストレスを感じながらがんばっています。子どものことを少しずつ知っていきながら、"その子どもにとって"よりよい看護を考えていきましょう。

昭和大学病院 小児科外来・小児看護専門看護師
吉岡貴美絵

〈引用・参考文献〉
1. 古川亮子, 市江和子：母性・小児実習ぜんぶガイド. 照林社, 東京, 2018.
2. 池西静江, 石束佳子 編：看護学生スタディガイド2022. 照林社, 東京, 2021.

精神看護学実習

♥ この実習はこんな雰囲気 ♥

「精神科がいちばん"理系"っぽいんだよ」

　精神科の患者さんとコミュニケーションがとれるのだろうか、よくわからないことを言われたり、自分の発言で患者さんの状態が悪化するのでは……。そんな思いをもっていた私が、実習初日に指導者からもらった言葉です。その指導者はこんなふうに続けてくれました。「言葉が人の心を傷つけるのは**精神疾患があるときに限らない**」「精神科以外の患者さんは症状をがまんしたり、まわりの環境によって話す言葉を複雑にしているけれど、精神科の患者さんはストレートに考えを表現することが多い。だから、察したりするよりは『こういう理由があるからこういう行動／発言をした』と、理屈で理解できることが多いよ」「患者さんにいやなことを言われたら、素直に『自分はその発言を聞いて悲しくなりました』と伝えることもあるよ」

　聞いたときは驚きましたが、実際に実習でプロセスレコードを書いていたときに、この考えはとても役に立ちました。一見「なぜ?」と思う患者さんの行動や発言にも、患者さんなりの背景やその行動・発言に至った経緯があるのです。そして対応に困ったときやわからないことがあるときは、カンファレンスでまわりのスタッフに相談すればいいのです。

プロセスレコードを用いる

　患者さんはADLが自立している人が多く、卓球やスポーツなどをする姿がみられたり、実習中にレクリエーションに参加していっしょにスポーツやボードゲームなどをすることもあります。プロセスレコードを活用して、患者さんと自分の間の行動や発言を振り返ることが多いのも特徴です。プロセスレコードを書くのは少々とまどいますが、自分のコミュニケーションのクセや特徴を知ることができるので、学びや気づきが得られることがあります。

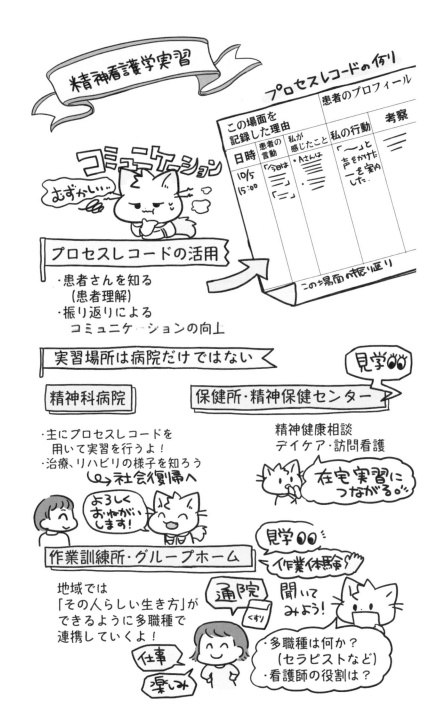

精神看護学実習

コミュニケーション

むずかしい…

プロセスレコードの例

患者のプロフィール

この場面を記録した理由		私が感じたこと	私の行動	考察
日時	患者の言動			
10/5 15:00	「今日は」「—」	・Aさんは・	「—」と声をかけ「—」を実施した。	

この場面の振り返り

プロセスレコードの活用

・患者さんを知る（患者理解）
・振り返りによるコミュニケーションの向上

実習場所は病院だけではない

見学

精神科病院

保健所・精神保健センター

・主にプロセスレコードを用いて実習を行うよ！
・治療、リハビリの様子を知ろう
社会復帰へ

精神健康相談
デイケア・訪問看護

在宅実習につながる。

よろしくおねがいします！

作業訓練所・グループホーム

見学
作業体験

地域では「その人らしい生き方」ができるように多職種で連携していくよ！

通院　くすり

聞いてみよう！

・多職種は何か？（セラピストなど）
・看護師の役割は？

仕事
楽しみ

♥ 勉強しておきたいポイント ♥

入院形態と関連する法律、制度を調べよう

　精神科に入院している患者さんは「精神保健及び精神障害者福祉に関する法律(精神保健福祉法)」によってさまざまなことが決まっています。入院する患者さんの入院までの経過を知ることになるため、精神保健福祉法による入院形態を勉強しておきましょう(P.58)。入院形態には、強制入院させることができる医療保護入院、措置入院など複数の形態があります。その入院処遇中のルール(通信、面会の禁止はできないなど)もおさえておきましょう(P.58)。

　入院経過によっては、社会復帰や在宅療養を見据えたかかわりも必要になります。在宅療養を支援するサービスには、障害者総合支援法に基づく「自立支援給付」などさまざまなものがあります。

統合失調症、うつ病・双極性障害などの疾患をおさえる

　これらの代表的な疾患について、まずは病期ごとの症状や特徴を知っておきます。「前駆期→急性期→消耗期→回復期」と時期によって症状や治療が変化していくため、知っておくことで、受け持ち患者さんの病期に応じてどのようなかかわりをしたらいいのかのヒントになります。

治療は薬物療法、精神療法、作業療法を中心に

　精神科の患者さんのなかには、服薬期間が長く副作用の影響を受けている人もいます。疾患に対する治療薬と副作用を知っておきましょう(P.128〜129)。睡眠薬を処方されている場合もありますが、睡眠薬は精神科以外の患者さんも内服していることもあるため、勉強しておくとほかの領域の実習や、働いてからも使える知識となります。

　精神療法はさまざまな種類があり、患者さんに合わせて行われます。例えば「集団精神療法を行っている」という情報を聞いたときにどのようなことをするのかをイメージできるように、目的や内容を把握しておきましょう(P.59)。

\\ まずは2つ //

主な疾患を理解しよう

精神看護学実習
勉強のポイント

☆ 統合失調症　思考・感情・知覚・自我・意欲の障害

知能・記憶・意識障害はない
（あるように見えるときもある）

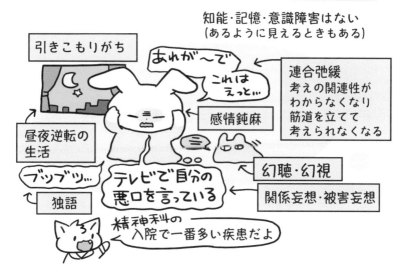

引きこもりがち

あれが〜で
これは
えっと…

感情鈍麻

昼夜逆転の
生活

連合弛緩
考えの関連性が
わからなくなり
筋道を立てて
考えられなくなる

ブツブツ…

独語

テレビで自分の
悪口を言っている

幻聴・幻視

関係妄想・被害妄想

精神科の
入院で一番多い疾患だよ

☆ 気分障害　思考・感情・意欲の障害

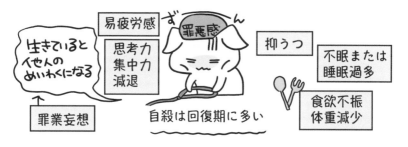

生きていると
イセんの
めいわくになる

易疲労感

罪悪感

ず　　ん

抑うつ

不眠または
睡眠過多

思考力
集中力
減退

罪業妄想

自殺は回復期に多い

食欲不振
体重減少

さまざまな障害・症状が出現するので
精神疾患の症状・分類・病期・治療を
実習前に知っておこう！

☑ チェックしておきたい資料まとめ

精神保健福祉法における入院形態

形態	内容	指定医の診察	同意者	書面告知
任意入院 (第21条)	本人の自由意思による入院。精神保健指定医による診察で72時間の退院制限が可能*	必要なし	本人	要
医療保護入院 (第33条)	精神保健指定医により医療および保護のために入院の必要があると認められたもので、本人の同意が得られにくい場合の入院(期限なし)*	要	家族等のうちいずれかの者	要
応急入院 (第33条7)	ただちに入院させなければ、医療および保護をするうえで著しく支障がある精神障害者で、保護者の同意がすぐに得ることができない場合、72時間に限る入院*	要	不要	不要
措置入院 (第29条)	入院させなければ自傷他害の恐れがある精神障害者の入院	要(2名以上で診察結果が一致した場合)	都道府県知事	要
緊急措置入院 (第29条2)	自傷他害の恐れがある精神障害者、または疑いがあり急速を要する者の入院(72時間まで)	要	都道府県知事	要

*特定医師による診察の場合、退院制限は12時間以内である
池西静江 監修, 濱川孝二, 山門真樹 著：精神看護実習クイックノート. 照林社, 東京, 2018：100. より引用

入院時に行うことのできない行動制限

● 入院形態を問わず通信・面会は基本的に自由

信書の発受の制限	● 患者宛ての郵便物などに、刃物や薬物などの異物が同封されていると判断される場合は、職員立ち会いのもと、患者自身に開封させ、異物を確認し、異物を取り出した後に患者に渡す ● 受診信書を患者に渡した場合は、当該措置をとった旨を診療録に記載する
電話・面会の制限	● 電話機は、患者が自由に利用できるような場所に設置する(閉鎖病棟内にも公衆電話などを設置する) ● 都道府県精神保健福祉主管部局、地方法務局人権擁護主管部局などの電話番号を、見やすいところに掲げる

おもな精神療法・リハビリテーション療法

● さまざまな種類があり、このうちグループで行うものを集団精神療法とよぶ。

作業療法	作業活動を通して、健康な心身の能力にはたらきかけ、生活の自立と適応をめざす
認知行動療法	認知(ものごとの考えかたや解釈)のゆがみを修正し、問題に対処できるようにする
社会生活技能訓練(SST*)	数名～10名のグループで行う。退院後に自立した社会生活を送れるように、生活技能(電車の乗りかた・洗濯機の使いかたなどの基本的生活スキル、基本的な人づき合いのしかた)の獲得をめざす
セルフヘルプグループ(自助グループ)	同じ悩みを抱える人々で集まり、共感的なやりとりのなかで自己洞察を深める 例:AA*、断酒会、NA*、GA*

＊【SST】social skills training
＊【NA】Narcotics Anonymous:薬物依存者の会
＊【AA】Alcoholics Anonymous:アルコール依存者の会
＊【GA】Gamblers Anonymous:ギャンブル依存者の会

おさえておきたいキーワード

□ アウトリーチ:精神科医や看護師などの専門家が地域に出向いて援助を提供すること
□ ピアサポート:ピア=仲間。同じ問題を抱える人、同じ経験をした人によるサポート
□ EE(ecpressed emotion):家族の感情表出(EEが高いことは望ましくない)

♥ エキスパートからのアドバイス ♥

　精神科看護は精神科以外のすべての科、もっといえば臨床以外の私生活でも活かせるもの。それは知識や技術だけではなく"自分自身の在りかた"が問われるものです。なぜなら、人の基礎となる心を扱うから。未だ解明されていないことが多く、検査データでは計れない興味深い世界。臆することなく実習を楽しんでみてください!

株式会社ソシエテ コモレビナーシングステーション・訪問看護師
シーサー

〈引用・参考文献〉
1. 池西静江 監修, 濱川孝二, 山門真樹 著:精神看護実習クイックノート. 照林社, 東京, 2018.
2. 池西静江, 石束佳子 編:看護学生スタディガイド2022. 照林社, 東京, 2021.
3. 武井麻子 他 著:系統看護学講座 専門分野II 精神看護学[1] 精神看護の基礎 第5版. 医学書院, 東京, 2017.
4. 武井麻子 他 著:系統看護学講座 専門分野II 精神看護学[2] 精神看護の展開 第5版. 医学書院, 東京, 2017.

在宅看護論実習

♥ この実習はこんな雰囲気 ♥

実習地域によって雰囲気が違う

　私の学校では、さまざまな訪問看護ステーションが実習先になっていました。ほかの実習グループと情報交換を行うと、駐車場が少ない地域では「自転車で訪問するので、雨の日もカッパを着用して訪問していた」「(雨の日に)濡れた靴下で訪問しないように、履き替える靴下も持参していた」という声がある一方、坂の多い地域では「看護師さんの車に乗せてもらった」というように、その地域の実情に応じて移動手段から異なることがわかりました。家政婦さんを雇っているような高級住宅街もあれば、靴下カバーをつけて上がるような生活環境もあり、社会資源や各種保険による支援もさまざまでした。

在宅看護の対象者はとても広い

　在宅看護では年齢や診療科・診療内容に左右されず、対象となる利用者さんの範囲が広いことが特徴です。高齢者が多いステーションもあればおもに小児を訪問するステーションもあります。また精神疾患に特化していたり、在宅酸素療法の指導や夜間のみの対応を行うステーションもあります。

家庭にあるものを活用する

　在宅療養中の患者さんも、ドレーンなど病院での治療を継続していることがあります。病院では点滴棒を使ったり、専用の保護剤、ガーゼなどを使いますが、在宅ではその人の生活空間にある物を活用することが多いです。例えば、フックやハンガーを用いて点滴スタンドの代わりにする、日めくりカレンダーを使用し薬袋にする、簡単に入手できて安価な市販のガーゼや保護材、空き箱などを再利用して、創傷の処置や褥瘡の保護を行うなど、治療を主体とした病院とは違い、生活空間に密着した看護です。

在宅看護論実習

病院から
とび出した実習！

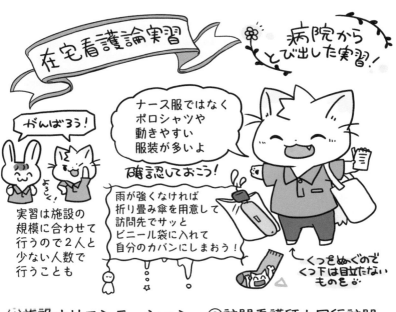

がんばろう！

実習は施設の
規模に合わせて
行うので2人と
少ない人数で
行うことも

ナース服ではなく
ポロシャツや
動きやすい
服装が多いよ

確認しておこう！

雨が強くなければ
折り畳み傘を用意して
訪問先でサッと
ビニール袋に入れて
自分のカバンにしまおう！

くつをぬぐので
くつ下は目立たない
ものを

①施設オリエンテーション

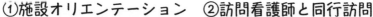

地域の特徴
ステーション
訪問看護
・組織
・理念
・職員

子ども
高齢者？
マンション

・年齢
・住居
・1人暮らし…
・疾患…

自分の住んでいる
地域と
比べてみよう！

利用者の特徴

②訪問看護師と同行訪問

○○学校
看護学生
〜です！
あいさつ！

ドキドキ！

訪問

バイタルサイン
清潔ケアなどを
実践する

病院との
違いも
チェック☆

実習中に看護過程を
展開することも！

ケアや処置の見学

③多職種との連携

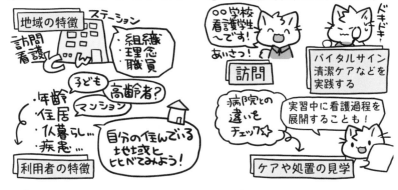

担当者会議

ケアマネの〜です

退院前
カンファレンス

在宅看護も
病院での看護と
つながっている！

たいせつ！

どのような職種の人が
参加していて、どこで
活躍しているかの視点で
見てみよう！

④学内で報告会

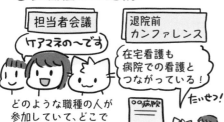

自分の実習と
ちがう…！

異なる地域、施設で
実習した体験や学びを
発表・意見交換を行う
ことで学びが増える！

♥ 勉強しておきたいポイント ♥

「小児、高齢者、難病、障がい者」と分けて勉強しておく

　前述したとおり在宅看護の対象者は広く、訪問看護ステーションによって異なります。「小児、成人、高齢者」といった医療保険や介護保険に関連する年齢区分や、「特定疾病、障がい者、難病」等の社会保障に基づく視点などに分けて事前学習を進めておくと、視野が広がり実習に役立ちます。また小児の発達段階、成人のライフタスク、高齢者の身体的特徴や認知機能、身体障害や精神疾患などの事前学習は、他領域の実習にも活かせます。

「介護保険」「医療保険」の知識は国試の範囲を中心に

　障がい者、難病や特定疾病によって対象となる制度や法律が異なってきます。医療保険、介護保険によるサービス（地域密着型サービスや福祉用具の貸与など）、地域包括支援センター、地域支援事業など国家試験の出題基準に沿って勉強すると要点がつかみやすいです。また状況設定問題に目を通しておくと在宅看護の実際についてイメージしやすくなります。

利用者さんの家に行くということ

　ほかの領域と大きく違う部分が"利用者さんの居宅にうかがうこと"です。病院では、患者さんが病院の環境に合わせて治療を受けたり、時間に合わせて食事や睡眠をとったりしています。しかし在宅では、看護師が利用者さんの生活に寄り添い、在宅における生活を構築していきます。

　例えば、1人暮らしのマンションの部屋に設備点検で業者さんが入るシーンを思い描いてください。やっぱり、少し緊張しますよね。同じように、訪問看護師を迎え入れる利用者さんも緊張や不安、警戒心をもっているかもしれません。そんななか、お互いの信頼関係を築く第一歩となるのは訪問するときのマナーです。あいさつを行う、玄関では靴をそろえる、言葉遣いを正すなど、一見当たり前と思えることですが、意識しておかないと、おろそかになる可能性もあります。実習前に自分のふだんの姿勢を確認しておくことで、雰囲気のいい実習につながります。

在宅看護論実習 勉強のポイント 🐾

実習で理解したい目標

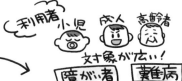

・利用者さんと家族の生活状況と療養する上での課題について

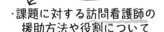

・課題に対する訪問看護師の援助方法や役割について

・地域における多職種との連携について

☆ 障害者総合支援法
　身体障害者福祉法
　知的障害者福祉法
　精神保健福祉法
　発達障害者支援法など
☆ 障害者基本法

介護保険ではなく医療保険が優先されるべき条件3つ
・特別訪問看護指示書
・精神科訪問看護指示書
・厚生労働大臣が定める疾病等
もチェックしておこう　つまずきやすい♪

地域包括ケアシステム とは？

住み慣れた地域で必要な支援を受けて暮らすシステムのことだよ！

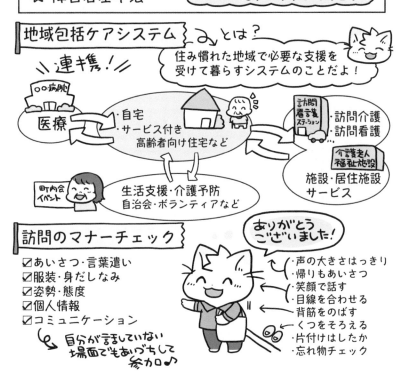

\\連携！//

医療　○○病院

・自宅
・サービス付き高齢者向け住宅など

訪問看護ステーション
・訪問介護
・訪問看護

介護老人福祉施設
施設・居住施設サービス

町内会イベント

生活支援・介護予防
自治会・ボランティアなど

訪問のマナーチェック

ありがとうございました！

☑あいさつ・言葉遣い
☑服装・身だしなみ
☑姿勢・態度
☑個人情報
☑コミュニケーション

自分が話していない場面でもあいづちして参加♪

・声の大きさはっきり
・帰りもあいさつ
・笑顔で話す
・目線を合わせる
・背筋をのばす
・くつをそろえる
・片付けはしたか
・忘れ物チェック

☑ チェックしておきたい資料まとめ

介護保険サービス利用の流れ（シンプルVer）

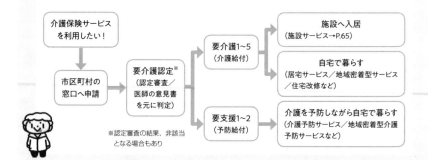

介護保険サービス
を利用したい！

↓

市区町村の
窓口へ申請

→

要介護認定※
（認定審査／
医師の意見書
を元に判定）

※認定審査の結果、非該当
となる場合もあり

要介護1〜5
（介護給付）

要支援1〜2
（予防給付）

施設へ入居
（施設サービス→P.65）

自宅で暮らす
（居宅サービス／地域密着型サービス
／住宅改修など）

介護を予防しながら自宅で暮らす
（介護予防サービス／地域密着型介護
予防サービスなど）

介護保険で利用できるおもなサービス（★印は要支援1〜2対象もあり）

居宅サービス	自宅に訪問してもらう ●訪問介護 ★訪問看護 ★訪問入浴介護 ★訪問リハビリテーション	自宅から施設に通う ●通所介護（デイサービス） ★通所リハビリテーション（デイケア）
	短期間だけ施設に入所する ★短期入所療養介護 ★短期入所生活介護	その他（例：福祉用具を借りる） ★福祉用具貸与 ★特定福祉用具販売
地域密着型サービス	地域の実情に合った細やかなサービスを受ける ●定期巡回・随時対応型訪問介護看護　●夜間対応型訪問看護 ●療養通所介護 ★認知症対応型通所介護　★小規模多機能型居宅介護 ★認知症対応型共同生活介護（グループホーム）　※要支援1は利用不可	
その他	自宅で安全に暮らすための改修を行う ★住宅改修（手すりの取付け、段差の解消、引き戸等への扉の取替え など）	

在宅看護では、介護保険サービスだけでなく、
障害者総合支援法の介護給付や自立支援医療も活用されているよ！

介護保険の施設サービス

種類	介護老人福祉施設[※1]	介護老人保健施設	介護療養型医療施設[※2]	介護医療院
			順次転換 →	
基本的性格	要介護者のための生活施設	要介護者にリハビリ等を提供し在宅復帰をめざす施設	医療の必要な要介護者の長期療養施設	医療の必要な要介護者の長期療養・生活施設

※1 老人福祉法における定義は特別養護老人ホーム。介護老人福祉施設は、介護保険で利用する場合は原則要介護3以上
※2 設置期限：令和5年度(2023年度)末

ICF*（国際生活機能分類）

● 人間の生活機能を分類し、障害や疾病の状態について理解するための枠組み
● マイナス面ではなく生活機能というプラス面からみる

健康状態
（変調または病気）

心身機能・身体構造 ⟷ 活動 ⟷ 参加

環境因子　個人因子

＊【ICF】International Classification of Functioning, Disability and Health

厚生労働省：「国際生活機能分類—国際障害分類改訂版—」(日本語版)の厚生労働省ホームページ掲載について. を参考に作成
https://www.mhlw.go.jp/houdou/2002/08/h0805-1.html(2021/2/18アクセス)

♥ エキスパートからのアドバイス ♥

　在宅看護論実習での看護の対象は、**"患者さん"ではなく"利用者さん"**です。利用者さんは地域で生活を営む住民です。疾病と日常生活の折り合いをどのようにつけているのか、在宅生活を支える人々や社会保障制度、社会資源等にぜひ注目をしてください。さまざまな生活の知恵や工夫を駆使して、**自分らしく生活する利用者さんの表情にも注目**してくださいね。

市川市・看護師
田代実香

実習中に患者さんが亡くなること

　成人看護学実習中、ほかのグループの友だちが更衣室で泣いていました。話を聞いてみると患者さんは終末期で、目の前で亡くなって悲しいと話していました。当時は患者さんが亡くなることがあまりイメージできず、みんなで泣いている友だちの肩を、トントンたたいたりしていました。

　どの実習でもそうなのですが、患者さんが亡くなる場合があります。とくに病院実習では受け持ちをしている間に状態が悪化して亡くなったり、終末期の患者さんでは徐々に死に向かっていく姿に立ち会います。

　私は新人になってはじめて患者さんの死に立ち会いました。しかもさっきまで病棟の廊下を歩いていたような患者さんで、「うそでしょ……」とまさにキューブラー・ロスでいう第1段階の「否認」の思いでいっぱいになりました。知識もあったので、どうして患者さんが亡くなったのかは疾患や検査データから理解できました。でも「わからない……」という気持ちでいっぱいになりました。なので、学生の場合なら、もっとわからなくて当然なんです。

　患者さんが亡くなることは、たとえ知り合って数時間でその人のことを全然知らなかったとしても、頭が真っ白になって放心するし、悲しいんです。でもここは医療者として、悲しくても体を動かします。そこが非医療者との違いだと思っています。学生であっても、悲しいけれど次の日に実習があったら病棟に行く……。

　それでも、ほんとうに辛かったときは、そのことを先輩に話していました。みなさんも、悲しいことがあったら教員と指導者に話してください。看護学生のケアも個別性があるものなので、教員と指導者が看護してくれます。

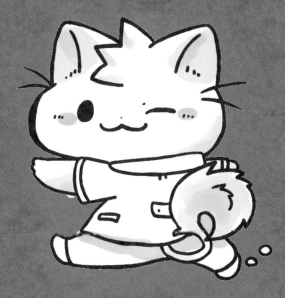

PART
2

実習で聞かれる
ケアの根拠

いよいよ、患者さんへのケアを計画。
受け持ち患者さんに合ったケアを行うためには
具体的にどうしたらいいか、
根拠と個別性をキーワードに解説します。

「根拠は?」って、
どうして聞かれるんだろう

実習中、自分なりに考えてケアを計画したはずなのに
指導者から「この患者さんにこのケアが必要な根拠は?」と尋ねられ、
困ってしまったことはありませんか?

例:環境整備

この患者さんに環境整備を行う根拠は?

 (えっ、どの患者さんでも必要なケアじゃないの?)

例:シャワー浴

「転倒に注意」って、
具体的にはどうやってやるつもりだった?

 (うっ……そこまで考えてなかった)

学生のとき、指導者に言われて「何を答えたらいいのだろうか」と悩んだ言葉のひとつが「根拠は？」です。根拠は英語でevidence^{エビデンス}といいます。効果があったり適切であるという科学的な証明、臨床結果をいいます。「清拭^{せいしき}した集団のほうがしていない集団に比べて……」などと、論文や統計資料などを提示することをいいますが、展開の早い看護学実習では難しい話です。

　実習で求められる「根拠」という言葉は「患者さんにとってこのケアをすることの目的や意味」と考えると、指導者が求めている"看護にとって大切な部分"がみえてくると思います。

　このパートでは、実習でよく行うケアについて、行う根拠と個別性を出すポイントを示します。受け持ち患者さんにあてはめて考えてみましょう。

C O N T E N T S
根拠を教えます！ 実習で行うケア11選

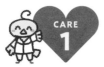

CARE 1 環境整備

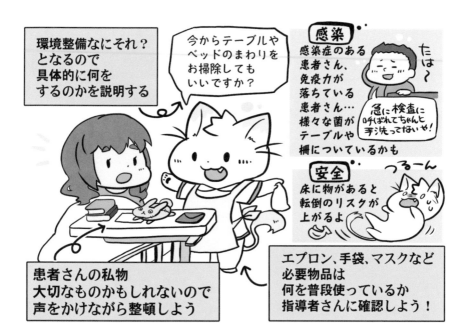

環境整備なにそれ？
となるので
具体的に何を
するのかを説明する

今からテーブルや
ベッドのまわりを
お掃除しても
いいですか？

感染
感染症のある
患者さん、
免疫力が
落ちている
患者さん…
様々な菌が
テーブルや
柵についているかも

たは～

急に検査に
呼ばれてちゃんと
手洗ってないや！

安全
床に物があると
転倒のリスクが
上がるよ

つるーん

患者さんの私物
大切なものかもしれないので
声をかけながら整頓しよう

エプロン、手袋、マスクなど
必要物品は
何を普段使っているか
指導者さんに確認しよう！

　なぜ行うの？　根拠と目的

☑ チューブの抜去や転倒が起こらないよう
　安全を守る

☑ 患者さんとコミュニケーションをとる

☑ 快適に入院できているか療養環境を知る

☑ 入院している患者さんは免疫力が落ちや
　すいため感染予防を行う

注意しよう！

認知症のある患者さんや子どもの場
合、ティッシュに小物を包んでいる
ことがあるので捨てるときには気を
つけよう（義歯やお金などをくるん
でいることが多かった……）

個別性を出すには?

自分の部屋を片づけるのとは違う!

環境整備は自分の部屋を掃除したり、整頓したりするのとは違い、「看護を必要としている患者さんの病室」で行うことを指します。そのため、"患者さんにとって"必要な環境を整えます。

ルート類の状態を確認する

何本も点滴がつながっている患者さんは、ルートが引っかかると、転倒したりルートが抜けてしまう危険があります。そのため、環境整備の際はルートの位置を調節します。

ルートが長いと床についてしまい感染面でも問題が起こります。逆に、ルートを束ねて短くすると患者さんが歩きづらくなったり、引っかかって抜けてしまう危険もあります。患者さんに長さは適切かどうか聞いてみたり、歩いている様子からルートの長さをアセスメントするなど、患者さんに合わせた個別性を考えましょう。

コミュニケーションの場として活用する

情報収集の際、ただ話をしに来るだけだと患者さんはかしこまってしまい、うまく情報を集められないことがあります。例えばテーブルを拭きながら、「昨日は夜眠れましたか?」「いや～それが、傷が痛くて眠れなかったんだよ」「(疼痛コントロールができなかったのかな)今は痛みますか……」など環境整備を通して患者さんとコミュニケーションをとると、患者さんの性格や身体の状態を聞いたり知ったりすることができます。

物品の場所にも注意を払おう

病室にはコップや本など患者さんの物品が置いてあります。ただ持ち上げて拭いて同じところに置くのではなく、置く場所も患者さんに合わせます。例えば右上肢に麻痺のある患者さんにはベッドの左側にテーブルを配置し、取りやすい場所にコップなどを置くとよいでしょう。

また、患者さんがよく使うものを取りづらい場所に置くと「ものを取ろうとしてベッドから落ちる」「つまずいて転ぶ」などのリスクにもつながります。そのため、ベッド周囲の物品の場所(例:ベッドの左側にテーブルを置く)なども整備の計画に含めると、個別性が具体的になり実践しやすくなります。

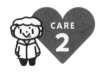

CARE 2 入浴・シャワー浴

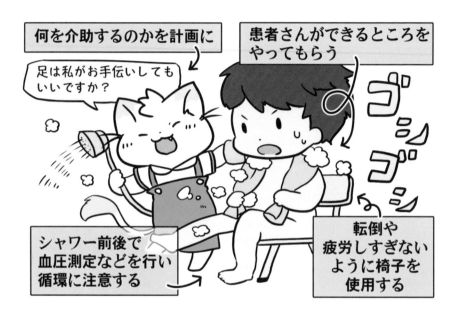

何を介助するのかを計画に

足は私がお手伝いしても
いいですか？

患者さんができるところを
やってもらう

ゴシゴシ

シャワー前後で
血圧測定などを行い
循環に注意する

転倒や
疲労しすぎない
ように椅子を
使用する

CHECK なぜ行うの？ 根拠と目的

☑ 入浴には温熱作用・静水圧作用・浮力
作用があるため、心疾患などの制限
がなければケアによる効果が大きい

☑ 皮膚粘膜の清潔保持ができるため感
染予防になる

注意しよう！

体力の消耗や転倒のリスクなど、患者
さんが入浴・シャワー浴を行っても大
丈夫か十分にアセスメントしよう（P.77
「全身清拭」の「もし患者さんが今の状
態でシャワーに入ると…」も参考に！）

CHECK 個別性を出すには?

入浴・シャワー浴を行えるかどうかのアセスメントが、 そのまま個別性につながる

　入浴では、お湯の温度による「温熱作用」、お湯につかることによる「静水圧作用」「浮力作用」など、さまざまな効果が得られます。その分、患者さんの体力の消耗がとても大きいケアでもあります（下記）。高血圧や心疾患のある患者さんでは症状が増悪することもあるため、まずは入浴することによる影響を考えてみましょう。それが個別性につながります。またシャワー浴は入浴ほど負担や影響は大きくありませんが、体が温まらず、脱衣所で体が冷えてしまう可能性もあります。シャワー浴の際は、医師の指示により行ってもいいのかだけでなく、既往歴や血圧の変動についても情報収集します。

 入浴の効果と影響

効果
［温熱作用］
●発汗・循環の促進
●神経の感受性の低下によりリラックス効果
［静水圧作用］
●新陳代謝の促進。温熱作用も加わることにより末梢血管への作用
［浮力作用］
●筋肉の負担軽減が疲労回復につながる
●関節可動域の拡大を促す

 影響
●血圧の変動が大きい
●静水圧により腹部への圧迫で横隔膜が挙上され、呼吸運動が抑制される
●ADLが低下した患者さんでは転倒のリスクがある

単に体を洗うだけではなく"手順"も考えてみる

　まずはいつ行うのかを考えましょう。入浴は皮膚が温まることで血管が拡張する代わりに、内臓への血流量は減少します。食事後に入浴を行うと、消化管への血流が減少し消化がうまく行えなくなる可能性があります。そうするとリラックスなどの効果を得たかったのに、腹部膨満感や嘔気などの症状が出てしまい逆効果となってしまいます。そのため最低でも食後1時間は空けるようにしましょう。「患者さんは食事がゆっくりだから終わるのは1時半近く。2時半までは入浴しないほうがいい。でも3時からはリハビリがある。だから食事前に行う」と個別性が出せます。

　またシャワー中の手順も、「右膝の疼痛があるので下肢を洗うときは疼痛に注意し、洗おうとして転倒しないよう介助を行う」「シャンプーはリハビリのために自分で洗って手を動かしていただく」……と書き出していきましょう。

CARE 3 手浴・足浴

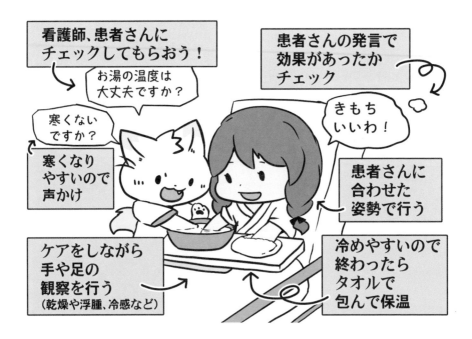

看護師、患者さんに チェックしてもらおう！

お湯の温度は 大丈夫ですか？

寒くない ですか？

寒くなり やすいので 声かけ

ケアをしながら 手や足の 観察を行う （乾燥や浮腫、冷感など）

患者さんの発言で 効果があったか チェック

きもち いいわ！

患者さんに 合わせた 姿勢で行う

冷めやすいので 終わったら タオルで 包んで保温

CHECK なぜ行うの？ 根拠と目的

- ☑ 入浴と比べて身体的負担が少ないため、治療中や症状のある患者さんに行うことができる
- ☑ 皮脂などの汚れを落とし皮膚の清潔保持になる
- ☑ 温まることやマッサージによりリラックス効果が得られる

注意しよう！

手浴・足浴時の体位は安静度を超えないように注意！

個別性を出すには?

その人にとって安楽な姿勢・温度を考えよう!

寝る前にお風呂に入って、面倒なときはシャワーで……。入浴は、私たちが何気なく、気軽に行っている行為です。しかし体力や筋力が落ちている患者さんにとってはかなり身体への負担がかかります。そんな患者さんが入浴やシャワー浴を行うと、疲れて息切れする、入浴後の着替えの時点で寒くて震えるといったことが起こります。ケアによって逆に症状が出現してしまうこともあるのです。

手浴・足浴は四肢のみに行うため、ベッドで寝たまま実施することもできます。患者さんによっては座位が楽な場合もあります。治療でベッド上安静の指示が出ていることもあるため安静度を確認し、患者さんに合わせた体勢を検討します。

寝ているだけでも汗をかいたり、皮脂がたまります。お湯につかることで清拭や流水だけの清潔ケアよりも汚れを取り除くことができます。お湯の温度にも患者さんの個別性が出るため、患者さんとコミュニケーションをとりつつ、いっしょにケアを行う看護師と確認しながら実施しましょう。

どんな効果が得られたかをきちんとアセスメント!

患者さんに手浴をする際に「手なんて汚れていないよ」「洗面所に手を洗いに行けばいいのでは」と言われることがあります。こんなときは、看護師が行うことでさまざまな効果が得られることを患者さんに伝えましょう。

入院生活は家と環境が違い、ストレスがかかりやすいため不眠になりやすい傾向があります。またストレスは身体症状を強くすることがあるため痛みが増強することがあります。手浴で手を温めることで血流がよくなりリラックス効果が得られます。手浴・足浴後は患者さんの発言や、症状が緩和したか、翌日は入眠できたかなどの評価も行うことがよりよいケアのポイントです。

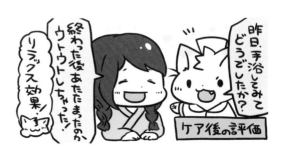

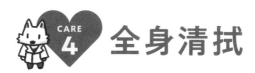

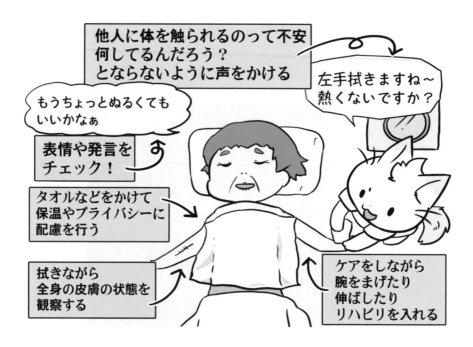

他人に体を触られるのって不安
何してるんだろう？
とならないように声をかける

左手拭きますね〜
熱くないですか？

もうちょっとぬるくても
いいかなぁ

表情や発言を
チェック！

タオルなどをかけて
保温やプライバシーに
配慮を行う

拭きながら
全身の皮膚の状態を
観察する

ケアをしながら
腕をまげたり
伸ばしたり
リハビリを入れる

CHECK なぜ行うの？ 根拠と目的

☑ 汚れを落とし、爽快感が気分転換やリラックスにつながる

☑ 全身の皮膚の観察をすることができる

☑ ベッド上での運動になる

注意しよう！

患者さんの麻痺の有無や可動域を
必ず確認しよう

CHECK　個別性を出すには？

本当はシャワー浴や入浴のほうがいいけれど
清拭にした根拠を考える

「清拭の指示なのでシャワー浴や入浴ができません」と計画を立てる前に、なぜ患者さんはシャワー浴が行えないのかを考えてみましょう。例えば心疾患がある、抗がん剤治療をしている、創部がある、ADLが低下しているなど、状況や症状によって理由はさまざまです（右記）。このように考えたうえで清拭を選択したことをアセスメントに含めると、個別性が出ます。

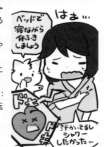

🐾 **もし患者さんが今の状態でシャワーに入ると…**

● 心疾患がある：心臓への負荷→動悸や息切れ、不整脈が起こるリスク
● 抗がん剤治療をしている：嘔気や疼痛などが強くなるリスク
● 手術後など創部がある：創部に水が入り感染のリスク
● 高齢者などADLが低下している：座位・立位を保持できない→転倒リスク

全身の皮膚を観察し、アセスメントにつなぐ

入院中は手術での創部以外にも、褥瘡や、浮腫により皮膚が脆弱になったことで傷ができるなど、皮膚トラブルが起こる可能性があります。「皮膚の観察をさせてください」と言うと患者さんも緊張してしまうため、清拭という機会を活かして全身を拭きながら観察すると、患者さんの負担の軽減にもつながります。

"運動"という観点をケアに取り入れよう！

清拭をする際には足を上げたり、着替えるために側臥位になったりと、体を動かす機会が得られます。例えば、足を拭く際に①患者さんに声をかけながら挙上し膝を曲げて拭いてみる→②拭いたら足を伸ばしながら降ろすなどの関節の訓練をしながら行うと、拘縮予防や筋力低下を改善する役割も担うことができます。患者さんの可動域を確認しながらケアに取り入れてみましょう。

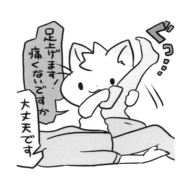

CARE 5 冷罨法・温罨法

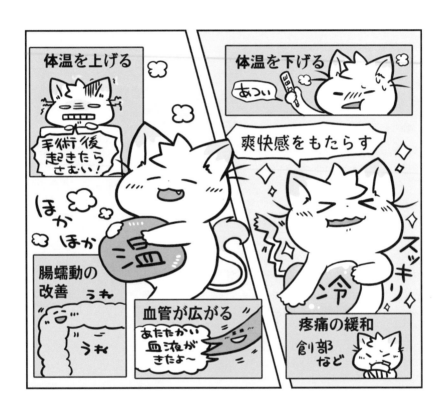

CHECK なぜ行うの？ 根拠と目的

〈冷罨法〉 ☑ 発熱時に薬剤投与以外で介入できる

☑ 局所を冷やすことで疼痛の緩和になる

☑ 爽快感をもたらすため、倦怠感や不眠などの不快感の軽減になる

〈温罨法〉 ☑ 手術後：全身麻酔や鎮静により低体温になりやすいため体温を上げる

☑ 下痢の患者さん：腸の蠕動運動が亢進し、過緊張の状態にある。温めることで腸への血流が増え、腸蠕動が改善する

☑ 便秘の患者さん：腸蠕動が低下しているため、下痢の場合と同じく効果的

☑ 四肢に冷感のある患者さん：血流が改善する

注意しよう！

温罨法や冷罨法の作用と患者さんの状態を照らし合わせて、かえって悪影響を与えないかアセスメントしよう

CHECK 個別性を出すには？

冷罨法、温罨法をなぜ選んだのかをアセスメントする

例えば「腹部をぶつけたので冷罨法を行います」とおなかを冷やすと、腹部への血流量が低下、過緊張になり下痢や腸蠕動の亢進に伴った別の腹痛が出現することがあります。必要な方法を選ぶだけでなく、行った場合どのようなことが患者さんの体に起こるのかを考え検討することが大切です。

実施方法は施設によってかなり違う！ あらかじめ確認を

冷罨法については、書籍には「ゴムの氷嚢に氷を入れて金具を留めて……」と載っていたりしますが、私が働いている病棟では氷嚢に使う氷が感染の原因になるからと廃止され、アイスノン®などの冷却枕を布の袋に入れて行ったりしています。温罨法も、電気毛布を使用したり温タオル4本を布の袋に入れて患者さんに抱っこしてもらったりしています。一方、電気毛布は低温熱傷の原因にもなるので使用しない病棟もあります。計画に取り入れる際は、患者さんの状態に合わせて、冷罨法／温罨法を行ってよいかも意見を聞きます。また、自分の受け持ち患者さんが冷罨法／温罨法が必要だという理由を看護師に伝え、文献や実習・授業で学んだ方法と同じ方法でできるのか、実習する病棟ではどのような方法で行っているのかを確認しましょう。

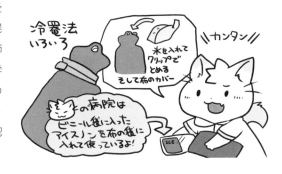

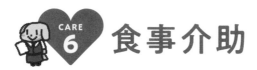

CARE 6 食事介助

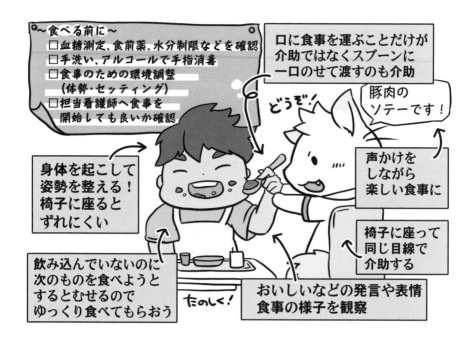

〜食べる前に〜
☐ 血糖測定、食前薬、水分制限などを確認
☐ 手洗い、アルコールで手指消毒
☐ 食事のための環境調整
　（体勢・セッティング）
☐ 担当看護師へ食事を
　開始しても良いか確認

口に食事を運ぶことだけが
介助ではなくスプーンに
一口のせて渡すのも介助

どうぞ！

豚肉の
ソテーです！

身体を起こして
姿勢を整える！
椅子に座ると
ずれにくい

声かけを
しながら
楽しい食事に

椅子に座って
同じ目線で
介助する

飲み込んでいないのに
次のものを食べようと
するとむせるので
ゆっくり食べてもらおう

おいしいなどの発言や表情
食事の様子を観察

CHECK なぜ行うの？ 根拠と目的

☑ 必要な栄養を摂取することで生体機能を維
　持できる

☑ 食欲という生理的欲求が満たされる

☑ 入院生活の楽しみを支援する

☑ 食事介助を行うことで食事の摂取量が増える

注意しよう！

入院中の患者さんは嚥下（えんげ）機能が低
下していることがあるため、誤嚥
（ごえん）しないよう看護師といっしょに介
助しよう

個別性を出すには?

食事は、本来は欲求が満たされるうれしい時間。でも、受け持ち患者さんはどう感じている?

　毎日の食事は、毎回よい思いをしながら行いたいもの。患者さんのなかには絶飲食のあとで「初回の食事! 待っていました!」と楽しみにしている人もいれば、痛みや不快感などの身体症状やストレス、悲嘆により食欲が低下し、食事がつらい時間に感じる人もいます。まずは患者さんが食事に対してどのような意識でいるのかを情報収集します。食事が好きという患者さんは食事を摂取するだけでケアの目的をひとつ達成することが

できますが、食欲がない・食べたくない患者さんには、どのように介入すると少しでもつらい食事の時間を前向きにできるのかを考え、計画に盛り込みます。痛みがあれば食事前に疼痛軽減になるケアを入れたり薬剤を使用する、ストレスなどの精神症状であれば傾聴したり環境整備を行い過ごしやすい空間をつくる、などさまざまな介入方法があります。

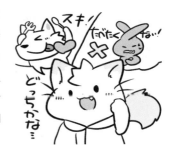

食事介助を見学するときに、どんな配慮がされているか観察してみよう

　実習では、食事の介助を看護技術として行う前に、見学したり情報収集したりする時間があると思います。入院中はベッドで過ごす時間が長くなりますが、私たちはふだん、ベッドで食事を食べることはあまりないですよね。患者さんも同じで、自宅ではリビングで椅子に座って食べていたかもしれません。せめて椅子や車椅子に乗って食べるなどの環境調整がされているかを、見学や情報収集の際に確認してみましょう。ほか、下記のことも観察するとよいですね。

食事ひとつとっても、麻痺がある人、認知機能が低下している人、嚥下障害がある人などで介入方法はさまざまです。場面ごとにポイントを確認していきましょう。

🐾 見学のときに確認してみよう

☑ 点滴のルートがじゃまで食べづらそうではないか
☑ むせずに食べることができているか
☑ 看護師の介助のしかた
　▶ スプーンで口まで運んでいる?
　▶ ストローをつけている?　▶ むせないか見守っているだけ?

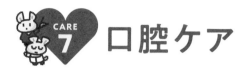

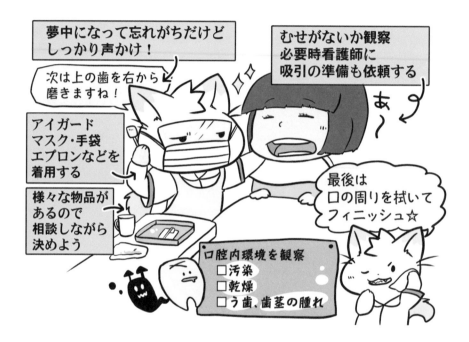

CHECK なぜ行うの？ 根拠と目的

- ☑ 口腔内を清潔に保つことでう歯や歯周病の予防になる
- ☑ 誤嚥性肺炎の予防になる
- ☑ 口腔内を刺激することで嚥下障害のリハビリにつながる
- ☑ 口腔内を清潔にすることで爽快感をもたらしたり、生活リズムを整える

注意しよう！

誤嚥しやすい患者さんでは体位に注意しよう。口腔内が出血しやすい患者さんでは物品を工夫しよう

個別性を出すには？

自立度に合わせた援助を考えてみよう

　絶飲食の患者さんに「食べてないんだから歯磨きなんていらないよ」と言われたりすることがあります。まずは口腔ケアの必要性を説明することから看護が始まります。

　私たちはふだん、誰の手伝いも受けずシャカシャカ歯を磨いていますね。それは患者さんでも同じです。患者さんができることは何かを考えましょう。物品を準備すれば磨き始める人もいれば、歯ブラシに歯磨き粉をつけて持ってもらうと磨き始める患者さんもいます。磨いた後で口の中をのぞくと歯に残渣が大量にみられることもあり、そんなときは看護師が介助します。患者さんにできること、足りないことを確認しながら自立度に合わせたケアを考えます。

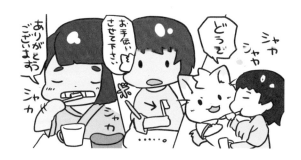

患者さんが誤嚥したり傷をつくらないよう安全に努めよう

　スタンダードプリコーションの概念では汗以外の分泌物に対して手袋、エプロンなどの着用を行います。感染症のない患者さんでも同様です。磨いているか口の中をのぞいたら、くしゃみが出て顔にかかるかもしれません。アイガードなど準備物品も検討していきます。患者さんが誤嚥したり傷をつくってしまうことにも注意します。浮腫のある患者さんでは口腔内粘膜もむくんでいることもあるため、歯茎から出血する可能性もあります。歯ブラシをスポンジに変更するなどの対応を行いましょう。また、食事ではむせないのに口腔ケアの水ではむせる患者さんもいます。むせは誤嚥性肺炎にもつながるため看護記録を確認したり受け持ち看護師にケアの様子を聞いて計画を立てます。このように自分と患者さんの安全を守りながらケアをすることも大切です。

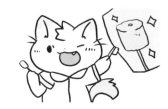

CARE 8 排泄援助

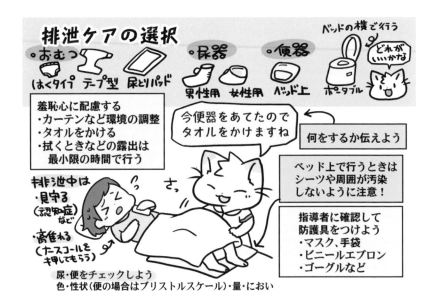

排泄ケアの選択

○おむつ
はくタイプ　テープ型　尿とりパッド

○尿器
男性用　女性用　ベッド上

○便器
ベッドの横で行う
ポータブル
どれがいいかな

羞恥心に配慮する
・カーテンなど環境の調整
・タオルをかける
・拭くときなどの露出は
　最小限の時間で行う

今便器をあてたので
タオルをかけますね

何をするか伝えよう

ベッド上で行うときは
シーツや周囲が汚染
しないように注意！

排泄中は
・見守る
　(認知症)など
・席を外す
　(ナースコールを
　押してもらう)

指導者に確認して
防護具をつけよう
・マスク、手袋
・ビニールエプロン
・ゴーグルなど

尿・便をチェックしよう
色・性状(便の場合はブリストルスケール)・量・におい

CHECK なぜ行うの？ 根拠と目的

☑ 清潔を保つことで皮膚トラブル予防、
　感染予防を行う

☑ においや不快感を取り除く

注意しよう!

おむつやおしりふきなどの消耗品は毎
日使うとそれなりに費用がかかるよ。
患者さんの安全安楽のほかにコストに
も目を向けてみよう。ウエットティッ
シュを必要以上に多く使ったりしない
ように、予測しよう

個別性を出すには？

患者さんも、 トイレで排泄できるならしたい。 羞恥心に寄り添い、 声かけを工夫してみよう

　日常生活援助である排泄援助は看護師がよく行うケアですが、患者さんにとっては排泄物や陰部を他人に見られることになり、羞恥心を抱いたり自尊心を喪失したりする、精神的な苦痛が大きいケアです。

　患者さんも、トイレで排泄できるならしたいものです。排泄を行う際に患者さん自身で何ができるかを観察し、できる限り自立した排泄ができるように援助します。羞恥心が強く排泄をがまんしたり、排泄したあともおむつ交換の依頼をすることができない患者さんもいます。声かけを行うときも、排泄援助の必要性や、排泄は生理現象なので排泄したいとき、排泄したときは看護師をいつでも呼んでもいいことを伝えましょう。今までの排泄状況からパターンを考えて、タイミングよく声かけを行うとよいでしょう。

"患者さんが自分でトイレに行けない理由"から、 適したケアを考えてみよう

　まずは、患者さんが自分でトイレにいけない理由を把握します。トイレに行けるはずなのに疾患や治療の影響で体を動かせない、尿意を感じたときにはトイレに間に合わず排泄してしまう、尿意を感じない、などさまざまな理由があります。そして、排泄援助はおむつだけでなくポータブルトイレ、尿瓶、ベッド上で使う便器、膀胱留置カテーテルなどさまざまなものがあります。おむつを使用する場合も、ベッド上で腰をあげることのできる患者さんにはパンツタイプのおむつ、全介助の患者さんにはマジックテープ式のおむつ、尿回数が多い場合は尿取りパッドの使用と、使用する物品を検討するところからはじめます。

　排泄物を扱うときはエプロン、マスク、手袋など防護具を身に付け、排泄が終わったおむつや便器をはずしたあとはすばやくビニール袋に入れます。排泄物は体の異常を表すこともあるので便の性状、尿量などをチェックします。また陰部は湿潤しやすく褥瘡、おむつかぶれなどが起こりやすいので、陰部を洗浄したり清拭した際に観察を行います。

CARE 9 関節可動域訓練

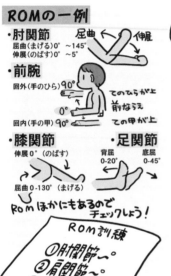

ROMの一例

・**肘関節**　屈曲　伸展
屈曲(まげる)0°～145°
伸展(のばす)0°～5°

・**前腕**
回外(手のひら)90°
てのひらが上
前ならえ
0°
回内(手の甲)90°
手の甲が上

・**膝関節**
伸展0°(のばす)
屈曲 0-130°(まげる)

・**足関節**
背屈　底屈
0-20°　0-45°

ROM ほかにもあるので チェックしよう!

ROM訓練
①肘関節～。
②肩関節～。

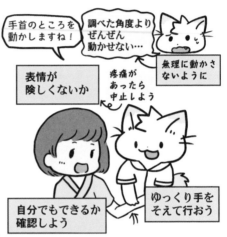

手首のところを動かしますね!

調べた角度よりぜんぜん動かせない…

無理に動かさないように

表情が険しくないか

疼痛があったら中止しよう

自分でもできるか確認しよう

ゆっくり手をそえて行おう

指導者さんと事前にどの関節をどこまで動かすのかを確認しよう!

CHECK なぜ行うの? 根拠と目的

☑ ベッド上で生活したり疾患や治療で活動量が減少する入院中に、関節の拘縮・変形が起こるのを予防する

☑ 関節の動きを改善させる

☑ 関節の可動域を知ることで患者さんへのケアが考えられる

注意しよう!

関節可動域訓練によって関節が外れたり、筋肉や結合組織が損傷し苦痛や治療が必要になる危険があるので1人で行わないように!

個別性を出すには?

解剖生理の知識からおさらいしよう

　関節可動域訓練はROM*訓練と呼ばれ、高齢者や入院期間の長い患者さん、治療や症状によりベッド上で生活しなくてはならない状況がある場合に、看護計画やリハビリのスケジュールとして看護師、理学療法士(PT)・作業療法士(OT)によって組み込まれていることがあります。関節は動かしていないと動きが鈍くなったり、動かせる角度や距離が減ることがあります。これを関節拘縮といいます。

　関節を正しい方向に適切な力で動かし、無理なく訓練することで、動かしづらくなった関節の動きを改善したり、予防する効果があります。実施するためには関節の動きを知っておく必要があり、筋肉・骨などの解剖生理の知識が必要になります。

患者さんの現在の可動域を確認して、
定期的にケアを取り入れよう

　まずはどのくらい関節が動かせるかを把握します。例えば"ばんざい"の姿勢、つまり肩を上げる行為の場合、腕を下ろしているときを0°とします。外転(横に上げること)は、180°まで上げることができます。しかし関節が拘縮していると90°など横にしか行かずにつっぱったり、痛みを伴うことがあります(このとき、"180°上がるはずだから"と無理に行ってはいけません)。

　動かせる範囲を把握したら、定期的に訓練の時間をつくり、痛みや疲労、脱臼が起こらないように動かしていきます。患者さんの発言、表情を観察しながら行い、どこまで動かすことができるのか、どのような訓練を行ったのかを記録しましょう。これにより、患者さんに必要なケアを継続して行うことができるのです。

　リハビリの時間をつくることも大切ですが、訓練自体には道具を必要としないので、おむつ交換や体位変換などのタイミングで行うこともできます。

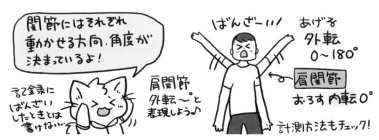

＊【ROM】range of motion

CARE 10 歩行訓練

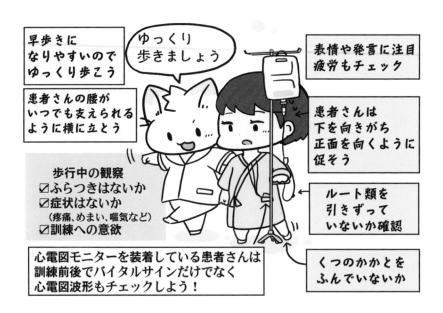

早歩きになりやすいのでゆっくり歩こう

ゆっくり歩きましょう

患者さんの腰がいつでも支えられるように横に立とう

歩行中の観察
☑ふらつきはないか
☑症状はないか
（疼痛、めまい、嘔気など）
☑訓練への意欲

心電図モニターを装着している患者さんは訓練前後でバイタルサインだけでなく心電図波形もチェックしよう！

表情や発言に注目疲労もチェック

患者さんは下を向きがち正面を向くように促そう

ルート類を引きずっていないか確認

くつのかかとをふんでいないか

なぜ行うの？ 根拠と目的

☑ 治療や疾患の影響により活動量が減少しているため体力や筋力をつける

☑ 歩行する様子を観察し転倒予防を行う

☑ 日中の活動量を増やし夜間の入眠を促す

注意しよう！

入院中の転倒は骨折や疾患の悪化につながる。患者さんが歩行する場合は1人で歩行してもいいか確認し、付き添いが必要な場合は担当看護師や指導者に伝えよう

個別性を出すには?

患者さんにどんな転倒リスクがあるかアセスメントしよう

　ふだん私たちは日常生活を行う上で意識せず歩行していますが、患者さんの場合は体力・筋力が落ちていたり、疾患や薬など治療の影響でふらついたり、つまずいたりすることで転倒する危険があります。またベッドで寝ている患者さんが歩行のために起き上がると、自律神経障害、重力の影響で下半身に血流が流れてしまい血圧が低下する起立性低血圧が起こる場合があります。患者さんに当てはまるリスクがないかチェックして、計画の際に考慮しましょう。

　歩行訓練の際は立位になる前に一度座ってもらい、立位になった際もすぐに歩き出さず下記のことを確認します。必ず出発する前に看護師に確認をとりましょう。

🐾 実施前のチェック項目

実施前	環境	実施直後(臥位→座位→立位へ)
☑ バイタルサインの確認 　(おもに血圧) ☑ 深部静脈血栓症の所見はないか(術後の初回歩行)	☑ 履きものに異常はないか ☑ 障害物・段差はないか ☑ 点滴やドレーンが絡まないか	☑ めまいや体の違和感がないか ☑ 冷汗をかいていないか ☑ 表情に変化はないか ☑ 肺血栓塞栓症の症状はないか(頻脈、過呼吸、胸痛、呼吸困難など)

歩行中・終了後も細やかな観察を

　歩行している間は患者さんが思う以上に疲れやすかったり、手術後であれば疼痛が出現して歩けなくなることがあります。痛みが出現する可能性がある場合は、リハビリの時間をあらかじめ設定し、その時間に効くように鎮痛薬を内服することも検討します。また、看護師と相談して椅子や車椅子を準備します。歩行中は患者さんが足元を凝視しがちなので、顔を上げるように促したり、歩行速度も速すぎると転倒や疲労につながるため声かけを行い、無理のない速さに調整します。歩行時にふらつきや疲労感、症状の出現など問題があれば報告し、中止や歩行距離を減らしたりします。歩行訓練は継続して行うことなので記録に残し、情報共有することが大切です。

　歩行訓練は患者さんにとっては大きな負担となり、疾患の悪化や新たな異常が起こる可能性があります。終了後もバイタルサインの測定や観察、患者さんへの声かけを行い、疲労感があれば休めるように環境を整えましょう。

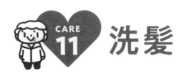

CARE 11 洗髪

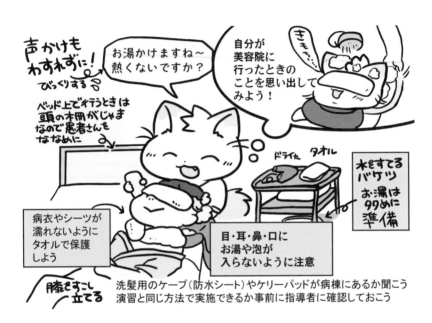

声かけもわすれずに！
びっくりする

お湯かけますね〜
熱くないですか？

自分が
美容院に
行ったときの
ことを思い出して
みよう！

きもち〜

ベッド上で行うときは
頭の木柵がじゃま
なので患者さんを
ななめに

ドライヤー　タオル

水をすてる
バケツ
お湯は
タタめに
準備

病衣やシーツが
濡れないように
タオルで保護
しよう

目・耳・鼻・口に
お湯や泡が
入らないように注意

膝をすこし
立てる

洗髪用のケープ（防水シート）やケリーパッドが病棟にあるか聞こう
演習と同じ方法で実施できるか事前に指導者に確認しておこう

CHECK なぜ行うの？ 根拠と目的

☑ 皮脂や汚れを除去し、清潔を保持する
　ことができる

☑ 爽快感や頭が温まることによりリラック
　スにつながる

注意しよう！

安静度だけでなく、患者さんの髪の毛
の量によっては予想以上に時間がかか
ることも。処置や検査などのスケジュ
ールを確認して、予想よりもゆとりを
もって時間を確保しておこう

個別性を出すには？

患者さんの安静度に応じてやりかたを工夫しよう

　入浴やシャワー浴は、入院中の患者さんにとっては疲労感が強くなったり、症状の悪化を起こしたりする負担の大きいケアです。シャワー浴が禁止されている場合は清拭を行いますが、髪の毛は拭けても毛根までは清拭しきれません。そのために洗髪を行います。

　洗髪を行う際は、清拭と同様に患者さんがどこまで体を動かしていいのかを確認します。安静度によって、洗髪の方法は異なります。指示が「創部を濡らさない」であれば洗髪台で行うことができます。「ベッド上」であれば流したあとの乾燥は頭を起こして行ったほうが効率的です。ベッドアップができない場合は側臥位になってもらい左右に分けてケアします。使用する物品も病棟によって異なります。ベッド上での洗髪で使うケリーバッドがない病棟では、尿取りパッドやおむつで代用して行っていることもあります。

　洗髪をケアとして行う際は、患者さんにとってなぜ洗髪が必要なのか（シャワー浴ができない理由）を考慮し、洗髪する場所や方法を提案し、指導者に使える物品を聞きましょう。

皮膚の観察も忘れずに！

　洗髪では耳に水や泡などが入らないように注意しつつ、皮膚の観察も行いましょう（下記）。

😺 洗髪中の観察ポイント
☑ 臥床している患者さん→頭の後ろが蒸れやすい、 褥瘡ができることもある
☑ 酸素療法中の患者さん→耳介（耳たぶ）の後ろや上部の汚れや、皮膚トラブル

　お湯をかける際は患者さんも緊張するので、声かけを行います。流しながらお湯の温度を確認したり、瘙痒感（そうようかん）や洗い残しを感じていないかコミュニケーションをとりながら行いましょう。

　私は先輩から「美容師さんはプロだから、美容院に行ったら美容師さんがどんなふうに手を動かしているのか、声かけをしているか意識している」と聞いてから、美容院で洗髪されるときに患者さんに行うことを意識するようにしました。患者さんからも好評なのでぜひ試してみてください。

患者さんは看護を受けるくらいには
つらいことになっている

　学生のみなさんから、「実習では何を情報収集して、何のケアをしたらいいかわからない」と相談を受けます。私も学生のときはとりあえずカルテの情報をバーッと全部拾い、そのほかは空白……の記録に頭を抱えていました。でも、働くようになってからはむしろ「やりたい看護ケアがあるのに時間がない！」となるくらいには情報収集やケアの計画ができるようになりました。

　それはなぜでしょうか。考えてみると、勉強の成果や経験ももちろんありますが、「患者さんは看護を受けるくらいにはつらいことになっている」ということを思うようになったのも要因だと感じています。

　実習を通してかかわる患者さんは、看護を必要としています。「症状がつらくて自分で整容ができない」「治療の影響により1人で動けない」「疾患や治療のことがよくわからない」「入院生活をしたことがないので危険が予測できずに転倒」……などさまざまな状態にあります。このような患者さんの"つらいこと"に対して、私は「何が不足しているのか」「必要なことは何か」「今できることは何か」「知りたいことを知る（知る権利）ために必要な情報とは」を考えながら患者さんとコミュニケーションをとったり、観察やケアを行っています。

　つらいことは、痛みだったり、呼吸困難感といった症状だけではなく、不安やADLが低下したことによる不自由さ、家族とのかかわりなど精神的、社会的なものもあります。すべての"つらい"を取り除くことは難しいですが、情報収集を行うときには「患者さんは看護を受けるくらいにはつらいことになっている。つらいことは何だろう」という視点をもってみてください。

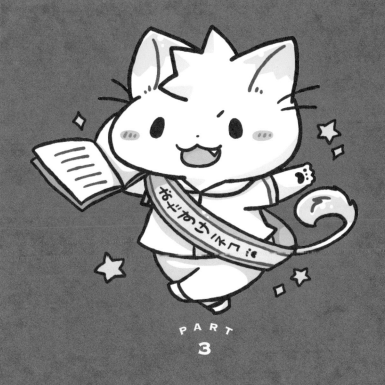

お悩み解決
Q&A

患者さんとのコミュニケーションや、

指導を受けるナースとのかかわりかた、

万が一のトラブルの対処法まで。

全国の看護学生から寄せられたお悩みにお答えします。

Q1 実習中のメモのとりかた

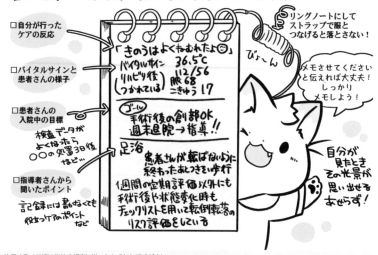

書いた時のことを思い出せるようなメモをとろう！

□自分が行った ケアの反応

□バイタルサインと 患者さんの様子

□患者さんの 入院中の目標

□指導者さんから 聞いたポイント

リングノートにして ストラップで服と つなげると落とさない！

びょ〜ん

メモさせてください と伝えれば大丈夫！ しっかり メモしよう！

「きのうはよくねむれたよ☺」 バイタルサイン 36.5℃ リハビリ後 血圧 112/56 つかれている 脈 68 こきゅう 17

ゴール 手術後の創部OK 週末退院→指導!!

足浴 患者さんが転ばないように 終わったあとつきそい歩行

検査データが よくなったら ○○の処置3日後 など…

記録には書かなくても 役立つケアのポイント など

1週間の定期評価以外にも 手術後や状態変化時も チェックリストを用いて転倒転落の リスク評価をしている

自分が 見たとき その光景が 思い出せる あせらず！

※使用するメモ帳は学校の規定に沿ったものにしてください

　実習中のメモ、書いたけれど記録に活かせない、何を書いたらいいのかわからない……。ポイントは「見返したときに、書いたときの様子が思い出せる・想像できるようにすること」です。人によっては一言メモすれば何について書かれたかわかる人もいますが、自分で見返してわからないことが多ければ、メモすることを患者さんに伝えて待ってもらい、メモをしっかりとらせてもらいましょう。メモは就職してからも行うことです。あせらず、自分の身になる実習にしましょう。

 One More!

　メモをしたあと家でノートにまとめている後輩がいたのですが、「メモが見づらいから」とそのまま写していました。同じことを書くのは頭に入らないので、ノートをつくらない、またはメモに書いた単語をノートでは文章になおして書くようにすると頭に入りやすいです。

　私はメモをするのが苦手なので、はじめは「ナニコレ？」と思うことを書きがちでしたが、実習をこなしていくうちに、"ほかの人は読めないけれど自分はわかるレベル"になりました！

Q2　実習中の衣食住について

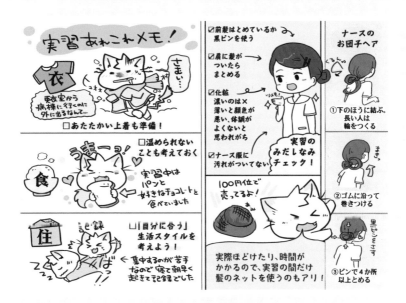

初めての実習や、慣れていないと悩みがちな部分です。ここで意外と困ったのは「寒いとき」。実習中に外に出なくてはならなかったり空調が寒いこともあるため、ナース服といっしょに着る上着を用意しましょう。食事は温められなかったりお湯が使えないことも考慮しつつ、「食べたら元気が出る」ものを考えてみましょう。

家に帰ると記録で頭がいっぱいになりやすいもの。私はだらだらしないように寝てから記録をしていました。寝すぎたら不安という人もいると思うので自分に合った方法を模索しましょう。生活を整えて充実した実習になりますように。

 One More!

実習中は休みこそしなかったのですが、ストレスで体調不良になったり、悪化したり。「ほかの人がこうしているから自分もしなきゃ!」という思いにとらわれて余計に心がきゅうくつになっていました。生活を整えつつ、「自分に合っているか試してみよう」「あ〜自分には無理だったな。ほかに方法はないかな」なんて思いながらやるのがポイントです。

Q3 実習中眠れない問題

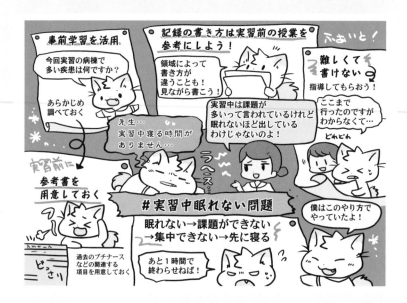

実習中は、帰ってからもレポートなどの課題に取り組んだり疾患を調べたりと、行うことがてんこ盛り。気づいたら寝る時間がほとんどなくなってしまいます。睡眠不足は、「集中力もなくなってしまうし、寝なきゃいけないのはわかるけれど、どうしたら睡眠時間が確保できるの？」と、実習を憂鬱にするもののひとつです。そこで、私が行っていたことをイラスト内にまとめました。睡眠時間を確保してすっきり眠れると、実習も前向きになれます。

 One More!

私は「ショートスリーパーなので寝なくても大丈夫！」なんて思っていたのですが、思い返すと実習中に体調を崩すこと、精神的に参っていたことがありました。「寝ないと眠くなる」ではなく「寝ないと心と身体がつかれる」のです。ストレスや不安があると眠れないですよね……でも布団で横になるだけで、精神はともかく身体は休まります。まずはお布団に行こう！

Q4 実習中に緊張してしまう

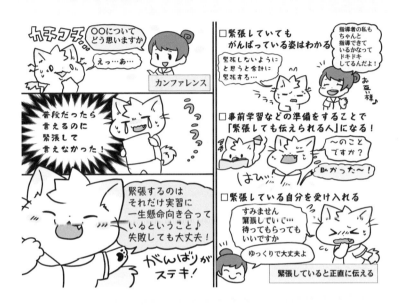

　実習中は、患者さんとの会話やケアを行うとき、指導者や教員との会話など緊張する場面がたくさんあります。私も実習のときは緊張して言いたいこともなかなか言えなかったのですが、じつは指導者も、学生にしっかり指導できるか緊張していたりします。緊張することは当たり前のこと、実習と向き合っているということです。緊張しているなかでもしっかり力を発揮できるように応援しています。

 One More!

　私はあがり症なのですが、今は会議や発表する場があると「やってやろうじゃないの！」と思うようになりました。その代わり、事前に人に聞いたり関連する分野の文献を読んだりと、会議のための準備をします。そうすることで、予想外のことを言われても「ここまではわかるのですが……」と返せて、何も言えなくなる状況はなくなりました。これは学生さんにも使えるなと思い、それを伝えたくてこの本を執筆しています。

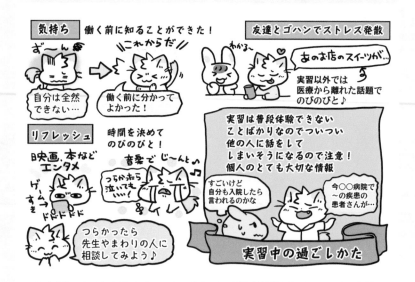

実習中はとくに、慣れない環境で気持ちが沈みやすくなります。失敗や落ち込むこともあるでしょう。自分が実習生のときは、「学生は成長段階なので今知ることができてよかった、これからよくしていこう！」と考えて、つらい気持ちに折り合いをつけていました。休みの日には医療から離れて趣味を楽しんだり、友だちや家族とお話をしたり……。しっかり休んで前向きに過ごせますように。

One More!

実習が攻略できていなかったころ、辛いことを表出するタイプでなかったため放っておいたところ、感音性難聴になったり片頭痛が悪化したりして身体に影響が出てしまいました。リフレッシュも大切ですが、実習がうまく過ごせるように攻略することも大切だなと身をもって感じました。この本を読んでうまく攻略できますように……。

Q6 患者さんと話がしづらい

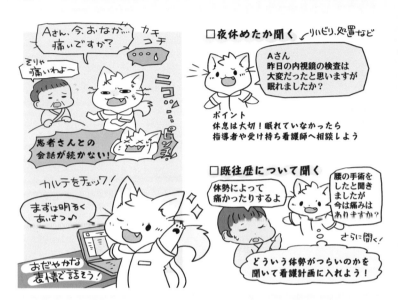

　患者さんとの会話が続かず、悩んでいる人も多いのでは？　病棟では事前に、実習生が受け持ってもよいのか患者さんに同意をとっています。実習生が話すこともOKしているのです。しかし患者さんも緊張していたり、どう話したらよいのか迷ったりしています。話すこと・仲よくなることが目的になってしまいがちになるので、"患者さんによい看護を提供するための情報を得る"という視点でかかわってみましょう。

 One More!

　患者さんと会話がなくなる……私も学生のときに経験しています。沈黙に耐えられなくてナースステーションに戻ってきたら「患者さんのところに行かないと看護はできないよ」と指導者に言われ、廊下をうろうろしたりしていました。こういうときに「看護師向いてないな……」と感じたのですが、人間だから、**会話が弾む人とそうでない人がいます**。今までは会話が弾む人としか友だちになっていないから、そりゃ苦しいな、と思いました。**沈黙が生まれることはおかしいことじゃないんです**。

Q7　患者さんに寄り添う

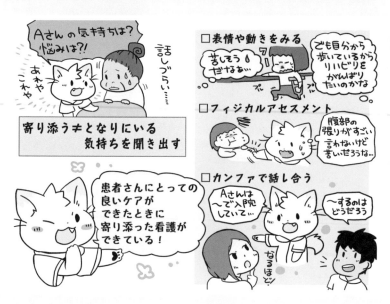

「患者さんに寄り添った看護」という言葉を聞くことがあります。一生懸命に話をして「気持ちを聞き出せた」「訴えがわかった」となるといいのですが、実習で患者さんに「病気になってみないとわからない」と言われることもあります。患者さんの苦しみは体験しないとすべてはわかりませんが、ある程度は健康でないと看護師として働くことができません。"患者さんに寄り添う"とは、発言だけでなく表情や身体状態の観察を踏まえたうえでアセスメントされた看護を行うことなのです。

 One More!

　「患者さんに寄り添う」と言われると「そういう看護の曖昧な表現が苦手」と思っていました。「どうしたらいいの!?」とモヤモヤします。看護では患者さんの発言における背景、性格を踏まえて発言や行動をするので、一度うまくいったことが全部の患者さんに通用するわけではありません。ということでやっぱり曖昧なんです。でもちゃんと知識、情報をもって考えるとどうしたらいいのか見えてくる。それが看護なんだなって思っています。

100

Q8 患者さんに聞きづらいことを聞く

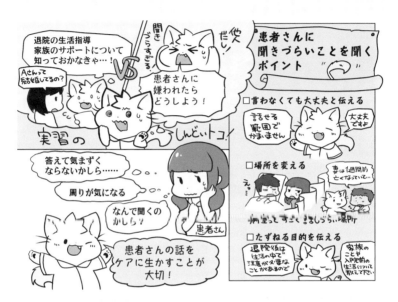

「患者さんの個人情報が聞きづらいけれど、教員や指導者に言われたから聞かなきゃいけない、どうやって聞こう」と悩んだことが自分にもあります。答えてもらえなかったら、患者さんが気分を悪くしたらどうしよう……。大切なのは、患者さんから得た情報が自分の看護にどう役に立つのかを明確にすること、患者さんは答えなくてもまったく問題ないことをしっかり伝えること。あとは、リハビリやケア中にふと話をしてくれることもあります。あせらず話をしましょう。

 One More!

「この情報なんで聞かなかったの？」って指導者に言われたけれど、聞けない……。一方で実習グループのメンバーに「それを言ったら患者さんは不快に思うよ」なんて感じることもありました。今では、ためらわれる場合は「患者さんは今こういう状況で、踏み込んだ話を今すると混乱してしまうと考えられるので、様子をみます」と共有したりしています。聞かなくてもいいんです。なぜ聞きづらいのかを考えてみるのがポイントです。

Q9　患者さんに趣味がないとき

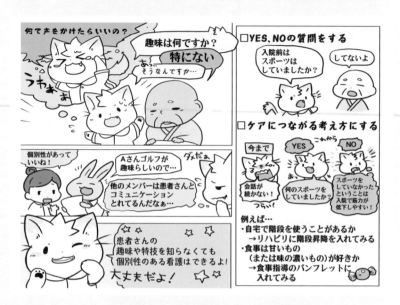

　患者さんのケアに個別性を出すために趣味や得意なことを聞いてみたら、答えは「とくにない」。会話が続かず、「患者さんと話したいことも話せないなんて看護師になって大丈夫かな」と思ったことがありました。患者さんは、話すことが好きな人もいれば苦手な人もいます。患者さんとの少しの会話のなかにもケアのヒントがあります。看護学生は患者さんへの治療を行うチームの一員です。話さなくてもできるケアがあるので、心配せず向き合ってみてください。

 One More!

　私は特技こそないのですが、本を読んだり旅行したり家でも外でも趣味や楽しめることがあります。なので「ない」と言われたときに「趣味とか好きなことなんて、何かしらあるでしょ!?」と思っていました。患者さんにも実際はあるんです。でも体調が悪くてあまり話したくなかったり、受け持ちとはいえ、「まだ知り合って時間も経たない他人に何で趣味を教えなきゃいけないの」と無意識に思っていたりします。こういう状況も患者背景といいます。

Q10 ご家族と話をするのが苦手

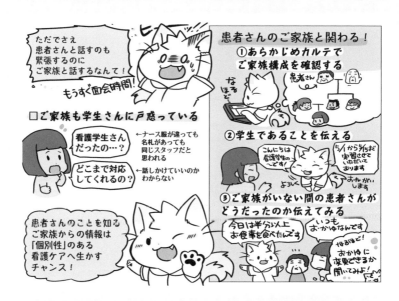

実習をするなかで緊張するのが、患者さんのご家族との会話。「患者さんとの会話や指導者への報告も緊張するのにご家族まで……今日は面会に来るのかな」と自分も不安に感じていました。ご家族も同じように「学生って看護師と何が違うんだろう」と緊張していたり、学生だと気づかないこともあります。小児看護、老年看護ではとくにご家族からの情報がケアの鍵になることがあります。患者さんとかかわるときと同じように、あいさつを行いながらていねいにお話しすることが大切です。

 One More!

　ご家族は患者さんに会いたくて面会に来ているので、無理に話さなくてもいいのです。「ご家族が来てうれしそうに過ごしているので、ご家族との時間を大切にするために離れました」。これも療養環境を整えているので看護です。ご家族がきたら笑顔であいさつをすることだけを念頭に。しっかりあいさつをするとご家族側から「今日はどうでした？」なんて会話がはじまったりします。

Q11 退院指導って何をしたらいいの?

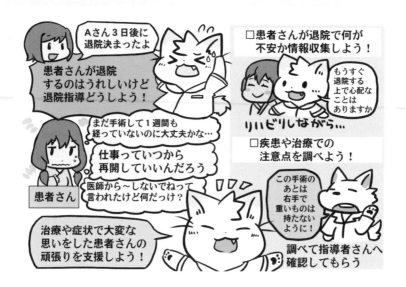

患者さんの退院はうれしい反面、「記録を終わらせないと」「パンフレットつくらなきゃ!」などと悩みがちな場面です。そして患者さんにとっても退院は家に帰ることができてうれしい反面、不安なもの。退院指導では、患者さんが不安や疑問を減らして退院できるよう、日常生活を送るうえでの注意点についてパンフレットをつくったり、説明したりします。そして大変な入院生活を送ってきた患者さんへの労いと、実習生を受け入れてくれたことへ感謝を伝えることも忘れないようにしましょう。

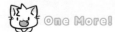 One More!

　臨床では、入院した時点で情報収集をしながら退院したあとのことをイメージしています。例えば「入院前の生活をめざしてリハビリをする必要があるな」とか、「治療後はここが不自由になるから1人で生活するのは難しいんじゃないのかな」など。そのため「そろそろ退院が決まるな」とわかるので、実際には退院であわてることはあまりありません。勉強して身についたことのひとつです。

ナースとのかかわりかた

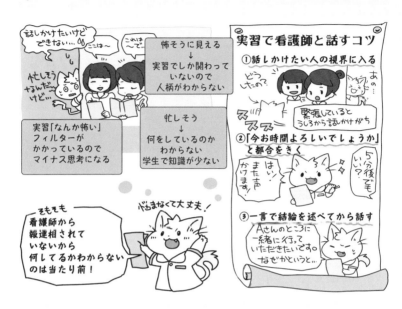

病院実習では教員以外に実習指導者、担当看護師、リーダー、師長などたくさんの看護師とかかわることがあります。よく学生さんから挙がる声に「話しかけるのが緊張する」というものがあります。看護師が何をやっているかわからないから、話しかけるのに緊張するのは当たり前。患者さんとじっくりかかわれるのは学生の特権であり、ひとりの患者さんとかかわって得た情報は看護師側にとっても大切な情報です。看護師とたくさん話をして情報を共有することで、よりよい看護につながります。

One More!

当時思っていたことは、「知らない人にベストなタイミングで話しかけるなんて、あまりにも難易度が高すぎるクエストだよ!?」。そして相手が忙しかったり、うまく伝えられず少しでも反応がよろしくなかったときには、「もう看護師向いてない、つらい」と嘆いていました。この難しさ、ある程度は攻略方法はありますが、運の要素もあります。あとこの状況は看護業界だけじゃないんです。そう思ったら、致し方ないなと思えるようになりました。

「根拠は?」と言われたら

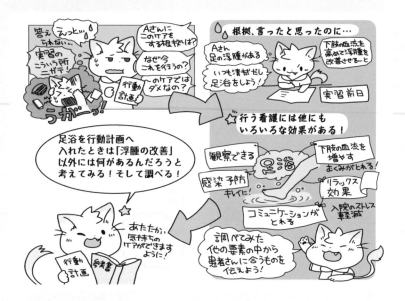

　実習で、自分でケアを考えたり意見を発表した際に「根拠は?」と言われて、何と答えたらいいのかわからず固まってしまった、という話を聞きます。ただでさえ緊張しているのに答えられない質問をするなんて……と思ったことでしょう。コツとしては、「ほかにも要素があるのではないか」と思いながら調べたり、勉強したりすること。相手が思った答えではなくても、調べたことを伝えることで「こういうのもある」と教えてもらえて、新たな学びにつながります。これは看護師になっても活かされます!

One More!

　「患者さんに寄り添う」(P.100)と同じレベルで、「根拠は?」という言葉を聞くのが苦手でした。これは、「いろんな方法があるけれど、なぜこの患者さんではこれをやるって考えたの?」という質問に置き換えて答えたらうまくいったので、試してみてください。どうしても、働くようになると簡単にものごとを言い換えるようになってしまうんですよ……せっかちになりやすいんです。

Q14 指導者と教員の意見が違う!

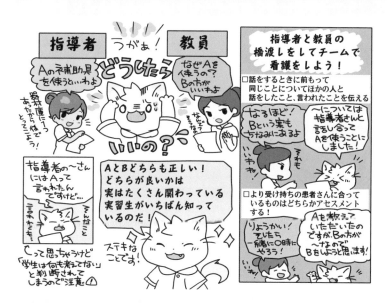

　私も学生のころ同じことを経験し、モヤモヤしました。教員と指導者は限られた時間のなかで指導するため細かく話し合えず別の意見となり、こういったことが起こります。ただAもBもどちらも正しいのです。「1号室の患者さんにはA、5号室の患者さんにはBのほうがいい」というように、個別性を問われたときにいかに患者さんを知っているかがポイントになります。よって一番知っているのはたくさんかかわっている実習生なんです。患者さんにより合うケアを見つけて素敵な看護ができますように。

 One More!

　指導者も教員もがんばって連携するようにはしています。それでもこのようなことが起こるということは、<u>それだけ看護には正解がいくつもあるということ</u>なのです。なぜ指導者/教員がAと言ったのかを理解できれば「でも患者さんにとってはBのほうがいいな」と思えることもあります。なので、迷った場合はそれだけ情報が少ないのです。<u>自分は何で迷っているのか</u>を考えてみましょう。

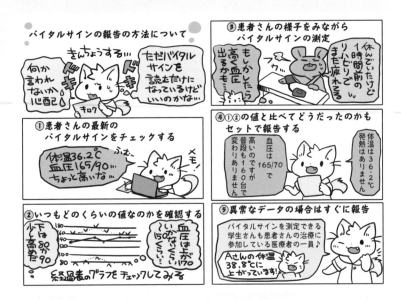

「体温36.0℃、血圧138/70……」と、指導者や担当看護師に測定したバイタルサインの報告をするとき、私も「ただ読み上げるだけになる」「何か言われるんじゃないか」とドキドキしていました。バイタルサインは生きている状態を表す指標です。正常値は知っていますよね。このバイタルサインは今までと比べてどうなっているのか、患者さんにとってよいのか悪いのかを考えると患者さんのことが見えてきます。

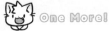

One More!

　これは学生のときに攻略できなくて、新人看護師になっても苦戦した部分です。「今は大丈夫、でもこの先はどうかな」と考えながらイラスト内の①〜⑤を心がけたらスムーズにできるようになりました。また「先輩たちは『問題なし』しか言ってないじゃん！」と思っていましたが、なんとこれ、上手に伝えられるようになるとショートカットできるんです。なので、実習で看護師が「問題なし」しか言っていないのを見ても、学生だけ差別しているわけではないのです。ちょっと知っておいてください。

Q16 「何か質問ある?」と聞かれたとき

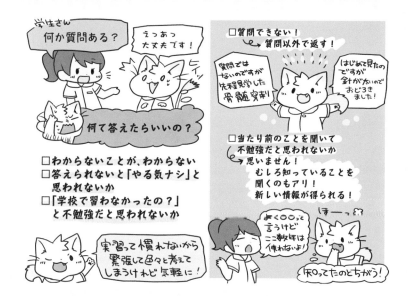

　実習中に説明を受けたあと、見学が終わったあとに言われるこの言葉。「何か言わなきゃ……でも変な質問したらどうしよう」と、なかなかうまく答えられませんでした。

　看護師側からすると、「大丈夫かな?」と気軽に声をかけていることがほとんどです。しかしながらテストがない実習では、評価の対象は記録と、このような場面での発言なのは確かです。ポイントは「加点はされるけれど減点はない」ということ。そう思いながら答えてみましょう。新しい知識を得る場になります!

 One More!

　私は「なんか言わなきゃ、沈黙は悪!」といつも思っていたので、ストレスがかなりかかっていました。でも質問は、なかったらないでいいんです。とはいえ、**反応があったほうがやっぱり相手もうれしいもの**ではあります。そんなときは感想を伝えてみましょう。話をするのが苦手な自分にとって「感想を伝える」作戦はかなり効果的ですが、基本的に映画を観たあとも「すごかった」しか感想を言わないので、必死に言語化しています。

Q17 見学実習のこなしかた

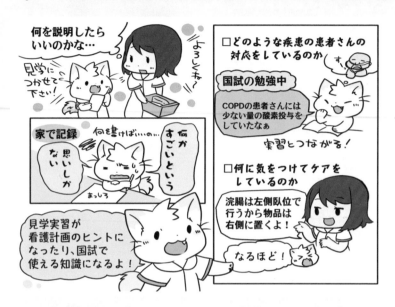

　見学実習は、受け持ち患者さんがいて看護過程を展開してケアを実際にする実習と比べると楽に感じます。ですが、家に帰って記録をするときに何を書いたらいいのか悩んでしまいがち。また単に見るだけでは自分の学びにもなりません。見学実習の場合は指導者や教員ではないスタッフ看護師が担当する場合があり、看護学生の指導に慣れていないこともあります。ポイントを絞って見学することで「プロの看護技術を間近で見た経験」を自分の糧にすることができます。

 One More!

　「見学実習は見るだけだから楽ちん」と思っていたら大間違いでした。そしてわりといきなり「見学しよう」と言われます。なので事前学習もしづらいのです。私は見学実習では、使用した物品、手順に加え、**患者さんの表情、発言も観察**しました。その後本などでそのケアを調べて、見たこととの違いをレポートに書いていました。患者さんにとって苦痛なのか、どうしたらその苦痛が取り除けるのか、と考えてみるとよいですよ。

看護師さん、学生をどう思ってる?

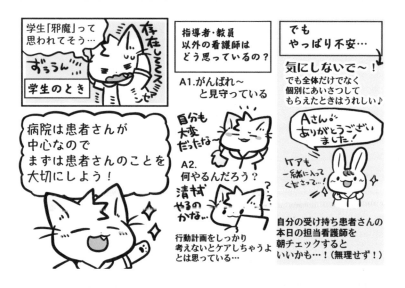

　学生のときは、病棟内をせわしなく動き回る看護師を見て「自分は何もできないしすごく迷惑をかけている……」と思っていました。でも実際は、看護師は全員病院実習をこなして看護師になっています。学生さんが実習に来ることは患者さんの受け持ちをするように当たり前のことで、迷惑とは思いません。しかしながら受け持ち看護師も行動計画を立てており、ケアなどを学生さんが行う場合は計画を変更しています。1日の実習が終わったら、受け持ち看護師にもケアを交替してもらったことのお礼をすると、お互い気持ちよく過ごせます。

 One More!

　夜勤のときにも患者さんと学生さんの話をするのですが、「リハビリがここまで進んだ」などたくさんいい話を聞きます。"それ、励みになるから学生さんにそのまま伝えてくれ～"と思いつつ、次の日の朝、学生さんに伝えたりしています。学生さんをきっかけに私も患者さんとこうしてコミュニケーションがとれているので感謝しています。

Q19 毎日の実習目標を決めるのが大変

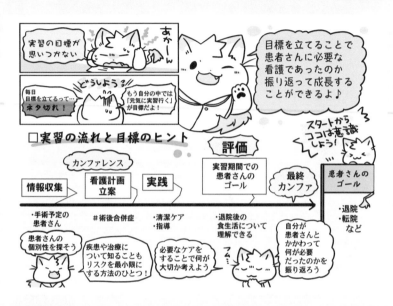

実習目標は「昨日と同じでリハビリをがんばります」や「患者さんが退院したので目標がない」となりがちで、実習中の悩みとしてよく挙がります。目標は、1日の実習を終えたときに"患者さんにとって必要なケアが行えていたかどうか"という振り返りのめやすになるものです。実習記録はいろいろと考えなくてはならないことが多いですが、ポイントを踏まえて実習目標を考えると成長を感じることができます。

One More!

私は「実習に参加できるだけで目標達成だよ！」と思っていました。その通り、学生さんはがんばっています！ でも治療や病気の苦しみと向き合ってがんばる、患者さんのゴールも考えてみてください。退院がゴールなのか、転院なのか。退院はとうぶん先……では疼痛コントロールができたらなのか、点滴の治療が終了したらなのか。このようないろいろなめやす、これが目標です。そこに向かってがんばるのが看護。大変ですが、足並みをそろえてがんばることは充実した仕事になりますよ。

Q20 パンフレットづくりのコツ

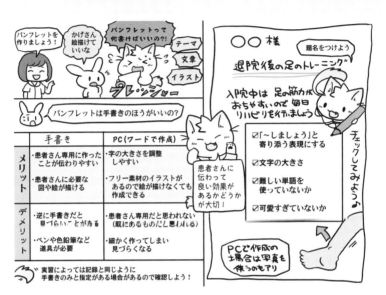

実習中に困ることのひとつが、患者さんへのパンフレットづくり。「絵が描けないからうまくつくれない」という悩みを聞くのですが、大切なのは"きれいなパンフレットをつくること"ではなく、"パンフレットを使ったことにより患者さんにとってよい効果があったのかどうか"です。紙媒体を使用して患者さんに指導することは、患者さんにとっても学生にとっても大きな一歩になります。その機会をぜひ大切にしてください。

 One More!

　　私が一番心に残っているパンフレットづくりは、腹膜透析導入の患者さんに向けた、退院後の生活についての指導でした。患者さんのほうがネットなどで調べていてくわしいんです。すでに知っていることだったと思うのですが、患者さんは向き合って穏やかな表情で聞いてくれました。今は説明するだけでなく、患者さんと会話しながら指導ができるようになりましたが、最初の一歩は知識ではなく看護への誠実さなのだなと思いました。

Q21　関連図の書きかたのコツ

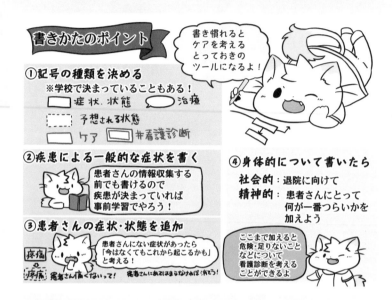

書きかたのポイント

書き慣れると
ケアを考える
とっておきの
ツールになるよ！

①記号の種類を決める

※学校で決まっていることもある！

症状・状態　　　治療

予想される状態

ケア　　＃看護診断

②疾患による一般的な症状を書く

患者さんの情報収集する
前でも書けるので
疾患が決まっていれば
事前学習でやろう！

③患者さんの症状・状態を追加

疼痛
⇕
疼痛

患者さんない症状があったら
「今はなくてもこれから起こるかも」
と考える！

患者さん痛くないって！

患者さんにあてはまらなければ消そう！

④身体的について書いたら

社会的：退院に向けて

精神的：患者さんにとって
　　　　何が一番つらいかを
　　　　加えよう

ここまで加えると
危険・足りないこと
などについて
看護診断を考える
ことができるよ

　関連図を書くときに患者さんの個別性を踏まえるにはどうしたらよいか、そもそも関連図が苦手という話を聞きます。関連図は患者さんの体に影響を及ぼしている症状や今の状態から危険を予測したり、治療が進むためのケアを考えるツールです。そのことを意識して書くと、必要なケアが見えてきます。私は仕事中に複雑な病態の患者さんのケアを考えるときに今でも書いたりします。書き慣れると看護師として働いてからも役に立ちますよ！

　One More!

　さまざまな勉強方法がありますが、私は関連図を書いて勉強するのが一番自分に合っているなと思っています。きれいに書けるわけではなく"頭の中が整頓できる"のです。例えば本を読んで治療、疾患をテーマにガーッと書きます。そして再び関連する本を読んで、知らなかったこと、理解できていなかったことを書き込んだり強調したりして加えていきます。ぜひ試してみてください！

Q22 ペーパーペイシェントが苦手

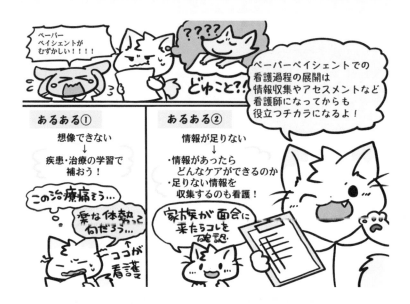

実習が始まる前の練習や課題などで課されることの多い、ペーパーペイシェントでの看護過程の展開。「実際の患者さんの受け持ちも難しいのに、文章を読んだだけで考えるのは難しい！」と思われがちです。でも、ペーパーペイシェントで大切な「患者さんのことを考えながら必要な情報収集をする」という視点は、働くようになってからもとても大切なものです。こちらの要点をおさえてがんばりましょう！

 One More!

　「情報足りない！　課題むり‼」と思っていたのでペーパーペイシェント課題の成績がとても悪かったのですが、友だちは逆にトップの成績でした。どうしたらよくなるんだ？　と読ませてもらっていくうちに私も書けるようになりました。イラスト内の2個のあるあるポイントと対応はそのときわかったポイントなのですが、病院実習でも役立つのでぜひ使ってみてください。

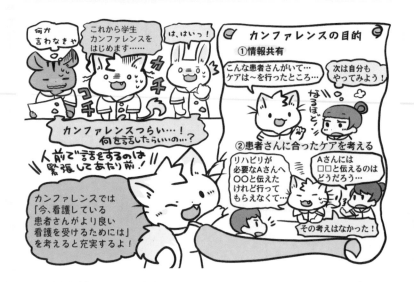

実習中に行う学生カンファレンス。指導者も、教員も、ときには病棟の師長まで出席……緊張しすぎて頭が真っ白になるし、「しゃべらないと実習の評価が悪くなるのでは」と実習のなかでも憂鬱になりやすいイベントです。カンファは看護師として働いてからも、患者さんへ質の高いケアを行う目的で行います。学生カンファでも同じように質の高いケアについて考えるほか、学びの共有という目的でも行います。患者さんのためになる看護について向き合える機会を大切にしましょう。

 One More!

　午後にカンファレンスがあることが多いのですが、昼休みはカンファレンスで何を言うかについてグループメンバーとカンファレンスしていました。焦りつつも学生しかいないので、和やかな雰囲気でいろんな意見が交わされて盛り上がるのに、実際のカンファレンスでは沈黙に包まれて、意味なかった……と思ったことも。でもカンファのためのカンファ、学びがあるのでよかったなと今では思っています。

Q24　カンファレンスで意見を出せない

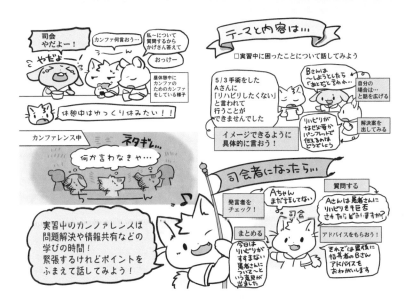

PART 3　お悩み解決Q&A

前述の通りカンファレンスは、教員や指導者、病棟の師長が見ているなかで意見を言わなくてはならず、緊張するイベントです。カンファレンスは学生がテーマも決めることが多いのですが、迷ったら、実際の患者さんへ看護したときのことを中心に「悩んだこと」「うまくいかなかったこと」「うまくいったこと」「学んだこと」を話すと、まわりも「自分の場合は……」と話を広げやすくなります。カンファレンスを学びの場として活用できると、いい看護のヒントにもなります。

 One More!

あがり症なので「司会やりたくない、つらい……」と思っていたのですが、実習はグループで協力することが重視されるので、得意な人がやるより、まんべんなく全員が役割を平等に全うできることが大切です。話をしたり、司会を行うのが得意なメンバーがいたら、ぜひ実習を通してどんなふうに話すのか様子を見たり、実際にコツを聞いたりしてみましょう。医療・看護以外の学びも得られたりするのが実習の魅力のひとつです。

Q25 実習と国試の勉強を両立させたい!

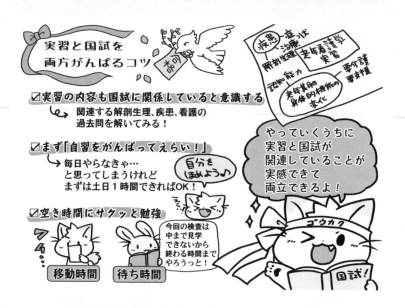

実習と国試を両方がんばるコツ

☑ 実習の内容も国試に関係していると意識する
→ 関連する解剖生理、疾患、看護の過去問を解いてみる!

☑ まず「自習をがんばってえらい!」
→ 毎日やらなきゃ…と思ってしまうけれどまずは土日1時間できればOK!

自分をほめよう♪

☑ 空き時間にサクッと勉強

移動時間　待ち時間

今回の検査は中まで見学できないから終わる時間までやろうっと!

やっていくうちに実習と国試が関連していることが実感できて両立できるよ!

　模試が始まり国家試験の勉強をがんばらなきゃと思うのに、実習でなかなか勉強がすすまない時期。「両方がんばらなきゃ」と思うと苦しくなってしまうので、実習があるときは実習を中心にしつつ、空き時間を活用しましょう。また、実習中に出会う患者さんに関連することと国試の内容を照らし合わせる学習をすることで、印象に残りやすくなります。実習も国試もとても大切な経験なので、がんばりすぎず、できる範囲で向き合いましょう。

 One More!

　私が通ったのは大学だったので、卒業論文との両立に苦戦していました。それでも、とりあえず国試の勉強はどんなに忙しくても1日〇問は解く、それだけは眠くても絶対にやる! と決めていました。直前にガーッとやるより、量は少なくても毎日取り組むほうが記憶に残りやすいんです。でも両立しようとがんばろうとしているだけで、合格への一歩が踏み出せています! 応援しています!

Q26 看護問題の選びかたがわからない

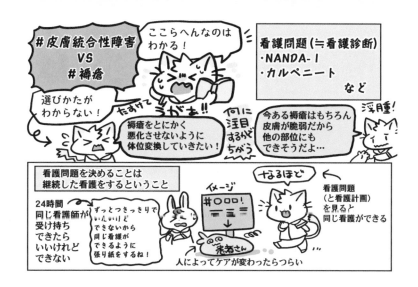

　看護問題を考えるツールとしてNANDA-I看護診断やカルペニート看護診断などがあります。看護問題は「どの看護師が担当になっても、これを読めば患者さんに必要な看護が継続して行えるようになる」お知らせのひとつとして考えると、「この患者さんにより近いものはどれだろう……」と考えるヒントになります。実習前に教員に看護問題の決めかた（どの看護診断を使うのか）を確認しておきましょう。使用する看護診断を確認すると選ぶ要素（定義や症状／徴候、関連因子、危険因子など）が載っているので、看護問題を挙げやすくなります。

 One More!

　初日はカルテ中心に疾患や治療の理解を行い、疾患や治療で起こりうる問題を考えておきます。次に患者さんから話を聞いたり、看護師のケアを見学しながら患者さんの問題点（今起こっていること、これから予測されること）を挙げてみましょう。たとえわからなくても、教員や指導者に聞くことでいい実習評価をゲットできたりします。

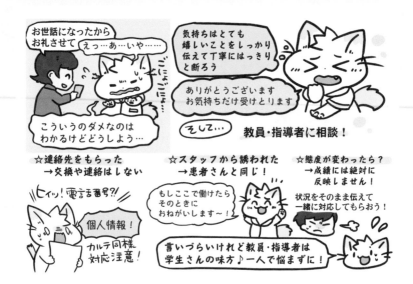

患者さんが退院するときに「お礼をさせてほしい」と食事や連絡先の交換をもちかけられたら……。「お世話になったし、患者さんの好意……。断りづらいけれど実習以外で患者さんに会うのはどうなんだろう……」とモヤモヤしますね。こんなときは、患者さんの好意と実習をさせていただけたことにしっかり感謝を伝えたうえで、はっきりと辞退しましょう。そのあとは1人で抱え込まず教員や指導者のサポートを受けましょう。

 One More!

患者さんからお菓子などをもらうこともあります。実習場所によってはもらったことで始末書を書くことになった、なんて話も……。食事や連絡先については、スタッフ(看護師・医師など)から誘われることもあります。学生さんの緊張をほぐすために言っていることもありますが、さまざまな人が働く場所なので同じように対応しましょう。とってもうれしいけど困る!

Q28 トラブルが起こったら

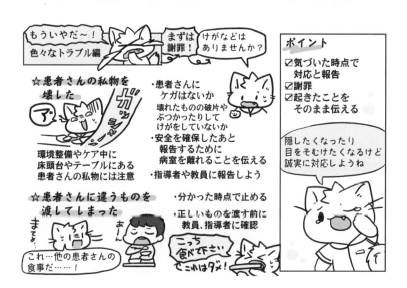

もういやだ〜！
色々なトラブル編

まずは謝罪！

けがなどはありませんか？

☆患者さんの私物を壊した

ガッシャ

ア゛

環境整備やケア中に
床頭台やテーブルにある
患者さんの私物には注意

・患者さんにケガはないか
壊れたものの破片や
ぶつかったりして
けがをしていないか
・安全を確保したあと
報告するために
病室を離れることを伝える
・指導者や教員に報告しよう

☆患者さんに違うものを渡してしまった

ままま…

あ〜ん

これ…他の患者さんの食事だ……！

こっち食べて下さい！

でこれはダメ！

・分かった時点で止める
・正しいものを渡す前に
教員、指導者に確認

ポイント
☑気づいた時点で
対応と報告
☑謝罪
☑起きたことを
そのまま伝える

隠したくなったり
目をそむけたくなるけど
誠実に対応しようね

　実習中に「モノを壊した」「患者さんに違うもの（例：ほかの患者さんの食事）を渡してしまった」など、不注意によるトラブルや思わぬ事故が起こる可能性があります。起こったときは①患者さんの安全を確認、②謝罪、③すぐに（教員・指導者に）報告を行いましょう。トラブルは、注意しても起こってしまうこともあります。看護学生としてだけでなく人として誠実に対応することがとても大切です。辛いけれど、しっかり向き合えば乗り越えられますよ！

 One More!

　　指導者や教員は、学生が実習を行うために安全な環境を整えることも仕事です。ケアの内容や行動計画を細かく聞いたりしているのはこのためです。確実にばれますし医療現場では深刻な事態になりやすいので、隠したくなるのもとてもわかりますが絶対にしてはいけないことだけは頭に入れておいてください。

おわりに

「ご指導ありがとうございました」

とナースステーションであいさつして帰ろうと思ったら

小学生の男の子が廊下で待っていたのだ。

今日は小児看護学実習の最終日、受け持ちはここにいる

小学2年生の男の子。

「じゃあね！これ、帰ったら読んで！」って おりがみみたいに

畳まれたノートの切れ端を渡して病室に逃げていっちゃった。

なんだろう、たくさん話してくれたポケモンの絵を描いて

くれたのかな…。なんて思いながら紙を開いたら

かげさんへ
たくさん あそんでくれて ありがとう
いい かんごしさんに なってね
そしたら また あえるね

いや、だから 遊びにきてたわけじゃないからね

とか思ってたのに

もう涙が止まらなかった。

ああ、この子、自分は退院できない

って思っているんだ。

「勉強しなきゃ退院できないよ」

「いつでも退院できるように好き嫌いしちゃだめよ」

なんて家族に言われ続けていたとき何を思っていたんだろう

確かに今は少なくとも退院できる状況ではなく、悪化しないように

治療をすすめていくことしかできていなかった。

「よくわからないなぁ…おなかが痛くなったから手術したよ」

と自分の病気について話していた。

よくわからなかったのは私だったんだ。

この子の方がよっぽど、いろんなことを理解していて、

周りの人たちのことを想って過ごしていたんだね。

他人の気持ちを理解することは難しい。でも勉強して

看護をしていけば、患者さんについて分かることも増える。

ほんの少しでも理解に近づくと思いながら今も看護をしている。

あの子が言っていた「いい看護師」ってなんだろう。

看護実習はとても大切な看護の体験ができます。

この本を通して応援しています。

すてきな看護師になれますように。

看護師のかげ

kage
2021.3

☑ これだけは知っておきたい薬一覧

> 患者さんが飲んでいる薬のなかには複数の薬効成分が配合されている合剤（配剤）もあるよ。
> 情報収集したら一般名に注目して調べてみよう！

呼吸器の薬

　よく見かける呼吸器の薬には、手術後の呼吸器合併症予防として用いられる去痰薬や、喘息やCOPD*の治療に用いられる気管支拡張薬があります。これらを内服している患者さんを受け持つときは、患者さんの酸素投与状況、痰の喀出状況、SpO_2だけでなく**肺音の聴診**や患者さんの**呼吸困難感の訴え**などのアセスメントが大切です。

♥ 去痰薬 ♥

分類	どんな薬?	商品名の例	一般名
①気道粘液溶解薬	痰の粘稠性を下げる	ビソルボン	ブロムヘキシン塩酸塩
②気道粘液修復薬	粘液の性状を改善して痰を出しやすくしたりする	ムコダイン	カルボシステイン
③気道潤滑薬	気管の粘膜を潤滑にすることで痰の粘稠性を低下させる	ムコソルバン	アンブロキソール塩酸塩
		ムコサール	

 痰は粘稠性が高くても低くても出しづらくなって、呼吸困難感などの呼吸状態の悪化を起こします。なので、痰の性状に合わせて薬を選んだり、量を調整するよ

♥ 気管支拡張薬 ♥

分類	どんな薬?	商品名の例	一般名
①β_2刺激薬	β_2受容体を刺激して気管支を広げて気管支喘息、COPDを改善する	ベネトリン	サルブタモール硫酸塩
		サルタノール	
②テオフィリン薬	気管支喘息で気管を広げるだけでなく炎症を抑える役割もある	テオドール	テオフィリン（徐放剤）
③抗コリン薬	副交感神経のはたらきを阻害して気管支を拡張したり、気管支の粘膜からの分泌物の量を少なくする	スピリーバ	チオトロピウム臭化物水和物

＊【COPD】chronic obstructive pulmonary disease：慢性閉塞性肺疾患

循環器の薬剤は、循環器内科や外科病棟だけでなく老年看護領域の実習で見かけるように、**高齢者が内服していること**が多い薬剤です。降圧薬によっては起立性低血圧やふらつきなどが起こり、<u>転倒のリスク</u>につながります。そのため臨床でも看護計画に転倒リスクなどを立案し、予防に努めています。

♥ 降圧薬 ♥

分類		どんな薬?	商品名の例	一般名
① 利尿薬	ループ利尿薬	腎臓でのナトリウムや水の排出を助け、血圧を下げる	ラシックス	フロセミド
	K保持性利尿薬		アルダクトンA	スピロノラクトン
			ソルダクトン	カンレノ酸カリウム
	サイアザイド系利尿薬		ヒドロクロロチアジド	ヒドロクロロチアジド
			フルイトラン	トリクロルメチアジド
② アンジオテンシン阻害薬	ACE*阻害薬	腎臓の解剖生理でおなじみのアンジオテンシンIIの作用を抑制したり、阻害することで血圧を低下させる	タナトリル	イミダプリル塩酸塩
	ARB*		ニューロタン	ロサルタンカリウム
			ミカルディス	テルミサルタン
			オルメテック	オルメサルタンメドキソミル
③ β受容体遮断薬		交感神経の要素のひとつであるβ受容体を遮断して心拍出量を低下させることで血圧を下げる	メインテート	ビソプロロールフマル酸塩
④ Ca拮抗薬		血管の細胞へのCaイオンの流入を抑制して血管を広げる	ノルバスク	アムロジピンベシル酸塩
			アムロジン	
			セパミット	ニフェジピン

＊【ACE】angiotensin converting enzyme：アンジオテンシン変換酵素
＊【ARB】angiotensin II receptor blocker：アンジオテンシンII受容体拮抗薬

利尿薬のうち、K保持性利尿薬は高カリウム血症、
そのほかでは低カリウム血症を起こすことがあるよ!
血液検査でのカリウム、ナトリウムなどの電解質の値や尿量などもチェックしてみよう

♥ 抗血栓薬 ♥

分類	どんな薬?	商品名の例	一般名
①抗凝固薬	血栓をつくる因子のはたらきを抑える ※ワルファリンカリウムは併用薬がさまざまな影響を及ぼすため注意が必要。ほか、ビタミンKを含む食材(納豆、クロレラなど)が禁忌となる	ヘパリンナトリウム	ヘパリンナトリウム
		ワーファリン	ワルファリンカリウム※
		プラザキサ	ダビガトランエテキシラートメタンスルホン酸塩
		イグザレルト	リバーロキサバン
②抗血小板薬	血小板が集まって固まるのを防ぐ	バファリン	アスピリン
		バイアスピリン	
		エパデール	イコサペント酸エチル(EPA)
		プレタール	シロスタゾール
		プラビックス	クロピドグレル硫酸塩
③血栓溶解薬	フィブリンという血栓をつくる要素を分解して血栓を溶かす。点滴で治療を行う	ウロナーゼ	ウロキナーゼ

消化器の薬

　実習中に見かける消化器の薬でよく内服されているものは、大きく分けておもに「胃薬」「下剤」「整腸剤」があります。胃薬(消化性潰瘍治療薬)はNSAIDs*などの消炎鎮痛薬といった、**ほかの薬剤の副作用予防**のために飲んでいることがあります。

　また整腸剤や下剤を内服している場合は便秘などの**排便コントロール**を行っていることが多いです。入院中は運動不足やストレスなどで消化管の運動が低下することがあります。排便状況を記録から経時的に情報収集したりすることで、「便秘になりやすい患者さんへの看護」などへつなげることができます。

♥ 胃薬(消化性潰瘍治療薬) ♥

分類	どんな薬?	商品名の例	一般名
①プロトンポンプ阻害薬(PPI*)	胃粘膜を保護する	オメプラール	オメプラゾール
		タケプロン	ランソプラゾール
		ネキシウム	エソメプラゾールマグネシウム水和物
②H$_2$受容体拮抗薬	胃酸の分泌を抑制する	ガスター	ファモチジン

＊【NSAIDs】non-steroidal anti-inflammatory drugs：非ステロイド性抗炎症薬
＊【PPI】proton pump inhibitor：プロトンポンプ阻害薬

胃潰瘍などの治療のほかに、
ロキソプロフェンなどNSAIDs内服時の副作用防止のために内服するよ

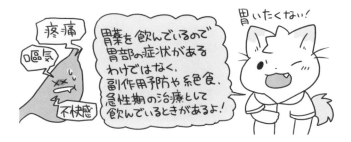

♥ 下剤 ♥

分類	どんな薬?	商品名の例	一般名
①塩類下剤	便を柔らかくしたり、腸管を刺激する。高マグネシウム血症に注意	酸化マグネシウム	酸化マグネシウム
②大腸刺激性下剤	大腸を刺激して排便を促す	センナ	センナ
		アローゼン	
		プルゼニド	センノシド
		ラキソベロン	ピコスルファートナトリウム水和物

 処方量が変化した場合は、便の回数や性状をチェックしよう。
便秘時の内服以外の看護ケアについても考えてみよう。
例えば水分摂取、マッサージ、歩行リハビリなどがあるよ

♥ 整腸剤 ♥

分類	どんな薬?	商品名の例	一般名
乳酸菌製剤	乳酸菌のはたらきで腸内環境を整える	ビオフェルミン(配合散)	ラクトミン製剤
		ラックビー	ビフィズス菌
		ビオフェルミン(錠剤)	
		ミヤBM	酪酸菌

 整腸剤はおもに乳酸菌の薬で、
便秘、下痢に対して内服するよ

精神科の薬

　精神科の薬剤は睡眠薬(P.129)と組み合わせて処方されていることが多く、内服開始直後では効果がなかったり、日中でも眠そうにしていることがあります(傾眠)。また、急に減量したり中止することで別の症状が出現したり疾患のコントロールがさらに不良になる可能性があるため、精神疾患の症状によるものなのか薬剤の影響なのかを考えるうえで患者さんの観察を行うことが大切になります。

♥ 抗精神病薬 ♥

分類	どんな薬?	商品名の例	一般名
①定型抗精神病薬：フェノチアジン系	ドパミンD₂受容体を阻害する。抗コリン作用が強い	コントミン	クロルプロマジン塩酸塩
②定型抗精神病薬：ブチロフェノン系	ドパミンD₂受容体阻害作用が強い。錐体外路症状が副作用として出やすい	セレネース	ハロペリドール
③非定型抗精神病薬	セロトニン・ドパミンに拮抗する作用がある。錐体外路症状が少ない。副作用として悪性症候群がある。オランザピン、クエチアピンフマル酸塩では高血糖になりやすい	セロクエル	クエチアピンフマル酸塩
		ジプレキサ	オランザピン
		リスパダール	リスペリドン

♥ 抗うつ薬 ♥

分類	どんな薬?	商品名の例	一般名
①三環系、四環系	中枢神経の興奮に作用し、モノアミンの量を増加させる。抗コリン作用が強い。傾眠や起立性低血圧症などの副作用がある	トフラニール	イミプラミン塩酸塩
		ルジオミール	マプロチリン塩酸塩
②SSRI*（選択的セロトニン再取り込み阻害薬）	セロトニンの再取り込みを阻害してうつ症状を改善させる。抗不安作用もある。抗コリン作用は少ない。内服開始時に消化器症状(悪心・嘔吐)の副作用が出現することもある	ルボックス	フルボキサミンマレイン酸塩
		ジェイゾロフト	セルトラリン塩酸塩
		パキシル	パロキセチン塩酸塩水和物
③SNRI*（セロトニン・ノルアドレナリン再取り込み阻害薬）	セロトニンとノルアドレナリンの再取り込みを阻害する。ミルナシプラン塩酸塩は前立腺肥大の患者さんには禁忌	トレドミン	ミルナシプラン塩酸塩
		サインバルタ	デュロキセチン塩酸塩

＊【SSRI】serotonin selective reuptake inhibitor
＊【SNRI】serotonin-noradrenaline reuptake inhibitor

♥ 気分安定薬・抗躁薬 ♥

分類	どんな薬?	商品名の例	一般名
①気分安定薬	中枢神経に作用して気分を安定させる。リチウム中毒になりやすいため血中濃度をモニタリングすることがある	リーマス	炭酸リチウム
②抗躁薬	抗てんかん薬としても使用される。中枢神経に作用してGABA*濃度を上昇させ、気分を安定させる	デパケン	バルプロ酸ナトリウム

*【GABA】gamma-aminobutyric acid：γ-アミノ酪酸

睡眠薬

　睡眠薬を内服している患者さんを受け持ったときは、副作用をよく調べましょう。たとえば長時間型を内服している場合は、転倒リスクなども問題になります。また、睡眠薬は精神科だけでなく、さまざまな診療科の患者さんが内服していることが多い薬剤です。夜間の睡眠状況について情報収集していくと、「手術後の痛みで眠れない」「昼間に寝てしまう」「不安があって眠れない」などの看護計画のポイントが見つかることがあります。

　なお病棟ではほとんどの場合、超短時間型、短時間型が処方されています。

♥ おもな睡眠薬（ベンゾジアゼピン系、★印のみ非ベンゾジアゼピン系）♥

分類	どんな薬?	商品名の例	一般名
①超短時間型(2〜4時間)	入眠困難時に用いられる。眠気、ふらつきなどの副作用のほか、依存性、離脱症状に注意が必要。非ベンゾジアゼピン系(★)は筋弛緩性が少ないため、ベンゾジアゼピン系より副作用が少ないとされる	マイスリー★	ゾルピデム酒石酸塩
		アモバン★	ゾピクロン
		ルネスタ★	エスゾピクロン
		ハルシオン	トリアゾラム
②短時間型(6〜10時間)		レンドルミン	ブロチゾラム
		ロラメット	ロルメタゼパム
		リスミー	リルマザホン塩酸塩水和物
		デパス	エチゾラム
③中間型(12〜24時間)	中途覚醒や早期覚醒の改善に用いられる。翌朝の持ち越し効果に注意が必要	サイレース	フルニトラゼパム
		ユーロジン	エスタゾラム
		ベンザリン	ニトラゼパム
④長時間型(24時間〜)		ドラール	クアゼパム

♥ そのほかの睡眠薬 ♥

分類	どんな薬?	商品名の例	一般名
①メラトニン受容体作動薬	体内時計を調節するメラトニンにはたらきかける。効果は穏やかで、副作用が少ないとされる	ロゼレム	ラメルテオン
②オレキシン受容体拮抗薬	オレキシン受容体への結合を阻害。悪夢を見ることがある	ベルソムラ	スボレキサント

鎮痛薬

　痛みは主観的なものなので、医療者が客観的に判断することは難しいです。痛みは神経の刺激だけでなく不安や恐怖などの心理的なストレスに影響を受けるため、一見大げさに痛みを訴えているように見えても**大きな恐怖心や別の部位の障害などが影響していることもあります。**先入観をもたずに経過を観察しながら使用していくことが大切。NSAIDsなどはがん看護のほか周手術期の疼痛に対しても使われます。

♥ 非オピオイド鎮痛薬 ♥

分類	どんな薬?	商品名の例	一般名
①NSAIDs （非ステロイド性 抗炎症薬）	解熱・鎮痛・抗炎症作用をもつ。胃腸障害・肝障害・血球減少などの副作用がある	バファリン	アスピリン
		ボルタレン	ジクロフェナクナトリウム
		インテバン	インドメタシン
		ロキソニン	ロキソプロフェンナトリウム水和物
②アセトアミノフェン	抗炎症作用をもたない。肝障害の副作用がある	カロナール	アセトアミノフェン

オピオイド

　オピオイドはほかの薬剤と違い、基本的な決まった投与量がなく患者さんに合わせて投与量を決めます。がん疼痛では疼痛が長く続き、症状も強いため長時間かけて効果を発揮する**徐放剤**を定期的に使用します(内服・坐薬・貼付)。しかし突然の一時的な痛み(突出痛)が出現することがあり、その場合は内服後すぐに効果の得られる**速放剤**を使用します。このように突出痛に対する薬剤の投与を**レスキュー**と呼びます。

分類	どんな薬?	商品名の例	一般名
①強オピオイド （医療用麻薬）	中枢神経にあるオピオイド受容体に結合することで鎮痛効果がある。便秘、眠気、悪心・嘔吐、呼吸抑制の副作用がある	MSコンチン	モルヒネ硫酸塩水和物
		オプソ	モルヒネ塩酸塩水和物
		オキシコンチン	オキシコドン塩酸塩水和物
		ワンデュロ	フェンタニル
②弱オピオイド		コデインリン酸塩	コデインリン酸塩水和物

 鎮痛補助薬として抗うつ薬などを使用することがあるよ!

〈参考文献(P.124〜130)〉
1. 浦部晶夫、島田和幸、川合眞一、伊豆津宏二 編：今日の治療薬2021. 南江堂, 東京, 2021.
2. 荒木博陽 編、愛媛大学医学部附属病院薬剤部 著：知らないと危ない! 病棟でよく使われるくすり. 照林社, 東京, 2018.

*基準値は測定法によっても異なり、各施設で設定されているものもあります。以下の値はあくまでも参考としてご利用ください。

♥ 尿検査 ♥

項目	基準値	疑われる疾患など
尿タンパク	●定性：陰性（−） ●定量：150mg/日未満（蓄尿）	⬆陽性（+）または高 腎障害、中毒など
尿潜血反応	●陰性（−）	⬆陽性（+） 腎・尿路系の炎症・結石、腫瘍、出血性素因など
尿比重・ 尿浸透圧	●尿比重：1.015〜1.025 ●尿浸透圧： 　50〜1,300mOsm/L	⬆高 著しい高比重で脱水症、タンパク・糖の混入など ⬇低 水分過剰摂取、尿崩症、利尿薬の投与時など
尿沈渣	●赤血球：1視野に5個以内 ●白血球：1視野に5個以内 ●上皮細胞：1視野に少数 ●円柱：1視野に0個	⬆高 腎炎、ネフローゼ症候群、尿路結石、尿路感染症など
尿中ケトン （アセトン）体	●陰性（−）	⬆陽性（+） 糖尿病（とくに糖尿病性ケトアシドーシス）、飢餓状態、嘔吐、下痢、甲状腺機能亢進症など
尿胆汁色素 （ビリルビン、 ウロビリノゲン）	①ビリルビン：陰性（−） ②ウロビリノゲン：弱陽性（±〜1+）	⬆陽性（+） ●ビリルビン：肝細胞性黄疸、閉塞性黄疸、肝硬変など ●ウロビリノゲン（2+〜4+）：肝障害、溶血性貧血、著しい疲労、便秘など ⬇陰性（−） 総胆管閉塞、閉塞性黄疸など
尿糖	●定性：陰性（−） ●定量：100mg/日以下（蓄尿）	⬆陽性（+）または高 糖尿病など

♥ 血液検査 ♥

項目	基準値	疑われる疾患など
赤血球数（RBC）	370〜540×10^4/μL	⬆真性多血症など ⬇各種の貧血、出血、一部の感染症、膠原病、抗がん剤与薬など
血色素量 （ヘモグロビン量：Hb）	11〜17g/dL	⬇貧血など
ヘマトクリット（Ht）	34〜49%	⬆外傷や出血による血漿濃縮、多血症など ⬇貧血など

項目	基準値	疑われる疾患など
血小板数(Plt)	14〜34×10⁴/μL	⬆真性多血症など ⬇特発性血小板減少性紫斑病(しはんびょう)、血栓性血小板減少性紫斑病、急性白血病、再生不良性貧血、薬物アレルギー、悪性貧血、多発性骨髄腫、がんの骨髄転移、肝硬変症、DICなど
白血球数(WBC)	2,700〜8,800/μL	⬆感染症、自己免疫疾患、ステロイドなどの与薬後、ホジキン病、白血病など ⬇抗がん剤の長期与薬、放射線照射、がんの骨髄転移、急性白血病、骨髄線維症、多発性骨髄腫、再生不良性貧血、粟粒結核(ぞくりゅうけっかく)、敗血症など
白血球分画	●好中球(分葉):40〜60% ●リンパ球:30〜45% ●好酸球:3〜5% ●単球:3〜6% ●好塩基球:0〜2%	⬆ ●好中球:細菌感染症など ●リンパ球:リンパ性白血病など ●好酸球:アレルギー疾患など ●単球:結核など ●好塩基球:慢性骨髄性白血病など ⬇ ●好中球:再生不良性貧血など ●リンパ球:感染症(結核、HIV)など
プロトロンビン時間(PT)	●9〜15秒 ●活性:70〜100%	延長 先天性凝固因子欠乏症、ビタミンK欠乏症など
活性化部分トロンボプラスチン時間(APTT)	●25〜45秒	延長 先天性凝固因子欠乏症、ビタミンK欠乏症など
トロンボテスト(TT)	70〜130%	⬇肝障害、ビタミンK欠乏症など
フィブリノーゲン(Fg)	155〜415mg/dL	⬇DIC、肝障害、大量出血など
フィブリン・フィブリノーゲン分解産物(FDP)	5μg/mL未満	⬆DIC、血栓症、悪性腫瘍など
赤血球沈降速度(ESR)	●男性:2〜10mm/時 ●女性:3〜15mm/時	亢進 感染症、多発性骨髄腫、ネフローゼ症候群、重症貧血など 遅延 DIC、多血症など
プラスミノーゲン(PLG)	70〜120%	⬇DIC、先天性プラスミノーゲン欠乏症、肝硬変など

♥ 生化学検査:電解質 ♥

項目	基準値	疑われる疾患など
血清ナトリウム(Na)	137〜145mEq/L	⬆高ナトリウム血症、脱水状態、尿崩症、原発性アルドステロン症、クッシング症候群など ⬇低ナトリウム血症、脱水状態、アジソン病、ネフローゼ症候群、腎不全など

項目	基準値	疑われる疾患など
血清カリウム (K)	3.5~5.0mEq/L	⬆高カリウム血症、 腎不全、 アジソン病、 代謝性アシドーシス、低アルドステロン症、抗アルドステロン薬服用など。8mEq/L以上で心停止のおそれ ⬇低カリウム血症
血清カルシウム (Ca)	8.4~10.4mg/dL	⬆高カルシウム血症、 原発性副甲状腺機能亢進症、 異所性副甲状腺ホルモン産生の悪性腫瘍、甲状腺機能亢進症、サルコイドーシス、 褐色細胞腫、 薬物中毒（ビタミンD）など ⬇低カルシウム血症、 テタニー、 慢性腎不全、 副甲状腺機能低下症、 アルカローシス、 ビタミンD不足、 敗血症、吸収不良症候群など
血清クロール (Cl)	98~108mEq/L	⬆高クロール血症、 クロール過剰投与（高カロリー輸液など）、脱水症、 呼吸性アルカローシス、 下痢、 慢性腎炎、副腎皮質機能亢進症、 尿細管性アシドーシスなど ⬇低クロール血症、 消化管からの喪失（嘔吐、 下痢）、 腎からの喪失（利尿薬、 呼吸性アシドーシス、 副甲状腺機能亢進症、 慢性腎炎）、栄養失調、 大量輸血など
血清鉄 (Fe)	男性： 50~200µg/dL 女性： 40~180µg/dL	⬆再生不良性貧血、 巨赤芽球性貧血など ⬇鉄欠乏性貧血、 慢性出血など
血清マグネシウム (Mg)	1.7~2.6mg/dL	⬆高マグネシウム血症、腎不全、アジソン病、甲状腺機能低下症、糖尿病性ケトアシドーシスなど ⬇低マグネシウム血症、 吸収不良症候群、 慢性下痢、 アルコール性肝硬変、 原発性副甲状腺機能亢進症、 甲状腺機能亢進症、 腎炎など

♥ 生化学検査：栄養状態・腎機能・胆汁色素 ♥

項目	基準値	疑われる疾患など
総タンパク (TP)	6.7~8.3g/dL	⬆高タンパク血症、 多発性骨髄腫、 原発性マクログロブリン血症、 肝硬変、 慢性肝炎、 脱水など ⬇低タンパク血症、栄養障害、ネフローゼ症候群、熱傷、出血、 外傷、 腹水貯留、 悪性腫瘍など
アルブミン (Alb)	3.8~5.3g/dL	⬇栄養障害、ネフローゼ症候群、熱傷、出血、外傷、腹水貯留、悪性腫瘍など
尿素窒素 (BUN/UN)	8~20mg/dL	⬆腎機能低下、 腎不全、 尿毒症、 脱水症、 薬剤投与（抗がん剤など）など
血清クレアチニン (Cr)	男性： 0.61~1.04mg/dL 女性： 0.47~0.79mg/dL	⬆腎炎、糖尿病腎症、腎不全、うっ血性心不全、肝硬変、脱水、 高血圧症など ⬇筋疾患、 妊娠、 尿崩症など

血清ビリルビン (胆汁色素)	①総ビリルビン： 0.2~1.0mg/dL ②直接ビリルビン： 0.1~0.3mg/dL ③間接ビリルビン： 0.1~0.8mg/dL	⬆	● 総ビリルビン、直接ビリルビン：肝炎、肝硬変、肝内胆 汁うっ滞、急性脂肪肝、閉塞性黄疸など ● 間接ビリルビン：溶血性貧血、新生児黄疸、体質性黄 疸など

♥ 生化学検査：肝機能 ♥

項目	基準値	疑われる疾患など
AST（GOT） ALT（GPT）	● AST：10~30U/L ● ALT：10~30U/L	⬆肝障害、心筋梗塞など
γ-GT	● 男性：10~50U/L以下 ● 女性：10~30U/L以下	⬆アルコール性肝障害、脂肪肝など

♥ 生化学検査：糖代謝・炎症マーカー ♥

項目	基準値	疑われる疾患など
血糖 （グルコース、BS）	70~109mg/dL （早朝空腹時血漿血糖）	⬆糖尿病など ⬇精密検査が必要。空腹時低血糖では、肝疾患、 腎疾患、敗血症、種々のホルモン欠損症、インス リノーマなど
糖負荷試験 （GTT）	75g経ロブドウ糖負荷後 2時間：140mg/dL未満	⬆糖尿病など
HbA1c	4.6~6.2%	⬆糖尿病など
C反応性タンパク （CRP）	0.3mg/dL以下	⬆感染症、膠原病、悪性腫瘍、心筋梗塞、肺梗 塞や手術後の組織壊死など

♥ 生化学検査：脂質 ♥

項目	基準値	疑われる疾患など
総コレステロール値（T-chol）	120~219mg/dL	⬆コレステロールの合成亢進、異化障害による 体内でのコレステロールの蓄積など
LDLコレステロール（LDL-C）	65~139mg/dL	⬆動脈硬化、糖尿病など ⬇肝硬変、甲状腺機能亢進症など
HDLコレステロール（HDL-C）	40~65mg/dL	⬇動脈硬化、糖尿病など
LH比	2以下	⬆動脈硬化、心筋梗塞など
中性脂肪（トリグリセリド：TG）	30~149mg/dL	⬆⬆原発性：リポタンパクリパーゼ欠損症、家族 　　性脂質異常症など ● 持続性：代謝疾患、内分泌疾患、腎疾患、 　　閉塞性黄疸、急性膵炎、貧血、多発性 　　骨髄腫、食事性、薬物性など ⬇甲状腺機能亢進症、吸収不良症候群など

さくいん 🐾

かげさんの実習おたすけノート

2021年4月3日　第1版第1刷発行

著・イラスト　看護師のかげ
発 行 者　有賀　洋文
発 行 所　株式会社 照林社
　　　　　〒112-0002
　　　　　東京都文京区小石川2丁目3-23
　　　　　電　話　03-3815-4921（編集）
　　　　　　　　　03-5689-7377（営業）
　　　　　http://www.shorinsha.co.jp/
印 刷 所　大日本印刷株式会社

検印省略（定価はカバーに表示してあります）
ISBN978-4-7965-2529-9
©Kage/2021/Printed in Japan

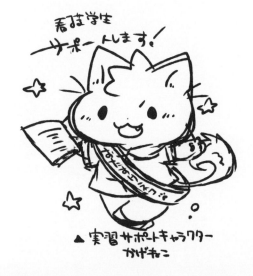

君たな学生
サポートします！

▲実習サポートキャラクター
かげねこ